U0385824

中药现代化研究系列

广陈皮及新会柑普茶 质量与保健功效研究

苏薇薇　郑玉莹　彭　维　著

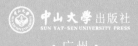
中山大学出版社
SUN YAT-SEN UNIVERSITY PRESS
·广州·

图书在版编目（CIP）数据

广陈皮及新会柑普茶质量与保健功效研究/苏薇薇，郑玉莹，彭维著.—广州：中山大学出版社，2020.6
　（中药现代化研究系列）
　ISBN 978 - 7 - 306 - 06814 - 9

　Ⅰ.①广…　Ⅱ.①苏…②郑…③彭…　Ⅲ.①陈皮—保健—研究—广东②茶叶—保健—研究—广东　Ⅳ.①R282.71②TS272.5

中国版本图书馆 CIP 数据核字（2019）第 293430 号

出　版　人：王天琪
策划编辑：曾育林
责任编辑：曾育林
封面设计：刘　犇
责任校对：谢贞静
责任技编：何雅涛
出版发行：中山大学出版社
电　　话：编辑部 020 - 84110779，84110283，84111997，84110771
　　　　　发行部 020 - 84111998，84111981，84111160
地　　址：广州市新港西路 135 号
邮　　编：510275　传　　真：020 - 84036565
网　　址：http：//www.zsup.com.cn　E-mail：zdcbs@ mail.sysu.edu.cn
印　刷　者：广州市友盛彩印有限公司
规　　格：787mm×1092mm　1/16　14.125 印张　398 千字
版次印次：2020 年 6 月第 1 版　2020 年 6 月第 1 次印刷
定　　价：58.00 元

内 容 提 要

　　本书呈现在大家面前的，是中山大学苏薇薇教授团队的原创性研究成果。本书对岭南道地药材广陈皮以及新会柑普茶的质量与保健功效进行了研究，为科学阐释广陈皮及新会柑普茶保健作用提供了依据。

《广陈皮及新会柑普茶质量与保健功效研究》著者

苏薇薇　郑玉莹　彭　维

目　录

第一章　引言 …………………………………………………………………… 1
　第一节　广陈皮化学成分研究概况 ………………………………………… 3
　第二节　新会柑普茶的化学成分研究概况 ………………………………… 6
　第三节　广陈皮及新会柑普茶的保健价值 ………………………………… 8
　第四节　本书主要研究内容 ………………………………………………… 10

第二章　广陈皮化学成分研究 ………………………………………………… 13
　第一节　研究概述 …………………………………………………………… 15
　第二节　基于 HS – SPME – GC – MS 技术的广陈皮挥发性成分分析 …… 15
　第三节　基于 UFLC – Triple TOF – MS/MS 技术的广陈皮化学成分分析 ⋯ 26
　第四节　基于多元统计分析的不同来源陈皮样品的比较研究 …………… 56
　第五节　广陈皮在大鼠体内的代谢研究 ………………………………… 68
　第六节　本章小结 …………………………………………………………… 84

第三章　新会柑普茶的质量研究 ……………………………………………… 85
　第一节　研究概述 …………………………………………………………… 87
　第二节　基于 UFLC – Triple TOF – MS/MS 技术的新会柑普茶化学成分分析
　　　　　 ……………………………………………………………………… 87
　第三节　新会柑普茶在大鼠体内的代谢研究 …………………………… 121
　第四节　新会柑普茶质量标准研究 ……………………………………… 137
　第五节　本章小结 ………………………………………………………… 160

第四章　广陈皮、新会柑普茶的保健价值研究 …………………………… 161
　第一节　研究概述 ………………………………………………………… 163
　第二节　广陈皮、新会柑普茶对健康大鼠体内氧化应激、脂肪代谢及肠道
　　　　　 菌群的调节作用研究 …………………………………………… 163
　第三节　广陈皮、新会柑普茶对脾虚模型大鼠的影响 ………………… 176
　第四节　本章小结 ………………………………………………………… 189

第五章　全书总结 …………………………………………………… 191

参考文献 …………………………………………………………… 195

附录一　新会柑普茶质量标准 …………………………………… 207

附录二　缩略词 …………………………………………………… 216

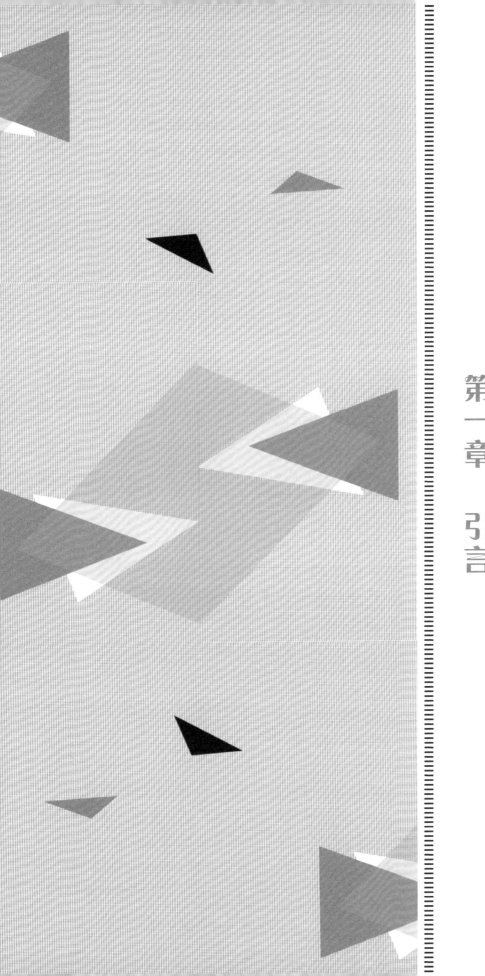

第一章 引言

第一节 广陈皮化学成分研究概况

陈皮（citri reticulate pericarpium，CRP）为芸香科柑橘属植物橘（*Citrus reticulata Blanco*）及其栽培变种的干燥成熟果皮，又名橘皮、红皮[1]。陈皮在我国有着悠久的应用历史，始载于《神农本草经》，之后历代本草多有记载，并于 1963 年收入《中华人民共和国药典》（以下简称为《中国药典》、"药典"），是一种重要的中药材和调味品[2]。

陈皮药材分为陈皮（为福橘 *Citrus reticulata* "Tangerine"、大红袍 *Citrus reticulata* "Dahongpao"、温州蜜柑 *Citrus reticulata* "Unshiu" 等的干燥成熟果皮）和广陈皮（为茶枝柑 *Citrus reticulata* "Chachi" 的干燥成熟果皮），主产于浙江、福建、江西、湖北、广东等地，其中以广东新会出产的最为道地[3]。明代李时珍著的《本草纲目》中记载："今天下以广中采者为胜"[4]，另据近代陈仁山编撰的《药物出产辨》记载："陈皮产广东新会为最好，四会、潮州、四川所产者，俱不适用"[5]。说明自古以来，陈皮就以新会产区的广陈皮为最佳。

在广陈皮的主产区广东新会，果农往往于五六月间采收被风打落的幼果，晒干加工成"个青皮"；七八月间采收未成熟的果实，在果皮上纵剖成四瓣至基部，除尽瓤瓣，晒干，加工成"四花青皮"；10—12 月逐批采收的果皮，分别加工为"柑青皮"（青皮）、"微红皮"（黄皮）和"大红皮"（红皮）[6]。

陈皮自古有"陈久者良"的说法[7]，但对陈皮是否存放、存放时间多长等问题多有争议。在《中国药典》中对陈皮的陈用未做要求，而在广东省地方标准《地理标志产品 新会陈皮》中规定广陈皮贮存陈化时间应不少于 3 年。

研究表明，广陈皮所含的化学成分主要有挥发油、黄酮、生物碱及糖类等，其中，挥发油和黄酮类是受研究者关注最多的活性成分。

1. 挥发油

挥发油又称"精油"，是存在于植物中的一类具有芳香气味、可随水蒸气蒸馏出来而又与水不相混溶的挥发性油状成分的总称[8]。挥发油是广陈皮中重要的活性成分[9]。

董岩等[10]采用微波预处理法提取了广陈皮中的挥发油，并通过气相色谱 - 质谱联用（GC - MS）分析从中鉴定出 32 个化学成分，占挥发油相对含量的 99.84%。其中，D - 柠檬烯（75.39%）、γ - 松油烯（9.80%）、β - 月桂烯

（4.37%）、α-蒎烯（2.27%）为主要成分，莰烯、水芹烯、莕烯、D-吉马烯、杜松烯为首次在广陈皮中鉴定出的挥发油成分。

高蓓[11]通过改进 Clevenger 法，提高了广陈皮挥发油出油率，并采用 GC-MS 法分析了不同贮藏年份的广陈皮中挥发油的组成及含量变化。共鉴定出 53 种挥发油成分，包括 26 种萜烯烃类化合物、10 种醛类化合物、10 种醇类化合物、3 种酯类化合物、2 种酮类化合物和 1 种酚类化合物。其中，D-柠檬烯（68.2%～76.1%）、β-月桂烯、γ-松油烯、α-蒎烯、β-蒎烯、异松油烯等萜烯烃类化合物是广陈皮挥发油的主要成分。

潘靖文[12]采用水蒸气蒸馏法提取了不同采收期广陈皮中的挥发油，并通过 GC-MS 方法测定了挥发油的成分，以考察不同采收期广陈皮中挥发油含量的动态变化规律。研究者从广陈皮挥发油中鉴定出 21 种成分，包括单萜类、倍半萜类及芳香类化合物，其中，相对百分含量较高的成分有 D-柠檬烯、1-甲基-4-异丙基-1,4-环己二烯。相同来源、相同产地的广陈皮药材的挥发油组成基本一致，但不同采收期样品在成分含量上有较大差别，其中，D-柠檬烯含量随采收期延后明显升高，而 1-甲基-4-异丙基-1,4-环己二烯的含量则明显下降。

欧小群等[13]比较了广陈皮及其近缘品种的挥发油成分，发现挥发油中的主要成分为 D-柠檬烯，同时含有萜品烯、异松油烯和芳樟醇萜烯烃类化合物；与近缘品种相比，广陈皮挥发油中含有特有成分 2-甲氨基-苯甲酸甲酯，柠檬烯的相对含量最低，而萜品烯的相对含量最高，可作为区分广陈皮与其近缘品种的依据。

上述研究表明，广陈皮的挥发油以 D-柠檬烯、β-月桂烯、γ-松油烯、α-蒎烯、β-蒎烯、异松油烯等萜烯烃类成分为主，此外尚含有部分芳香族化合物。

2. 黄酮类化合物

黄酮类化合物是广陈皮中含量较多的一类化合物，而且具有明显的药理活性[14]，主要包括黄酮、黄烷酮、多甲氧基黄酮等。其中，橙皮苷含量最高，《中国药典》（2015 年版）将橙皮苷作为陈皮药材的指标性成分，规定其含量不得低于 3.5%[15]。

Zheng 等[16]采用液相色谱-质谱联用技术（LC-MS），从广陈皮甲醇超声提取液中鉴定出 30 种黄酮类化合物，包括 4 种黄酮-C-糖苷、7 种黄酮-O-糖苷、19 种多甲氧基黄酮。

高蓓[11]考察了广陈皮不同极性部位的总黄酮含量及抗氧化活性，发现乙酸乙酯提取部位的总黄酮含量最高且活性最强；在此基础上，研究者采用 LC-MS 技术对该部位含有的黄酮类成分进行了分析，从中鉴定出橙皮苷、橘皮素、川陈皮素、葡萄糖基芹菜素、4′,5,7,8-四甲氧基黄酮、3′,4′,5,7,8-五甲氧基黄酮、3′,4′,5,6,7-五甲氧基黄酮、3′,4′,3,5,6,7,8-七甲氧基黄酮等 8 种黄酮类化合物。

郑国栋等[17]研究了10批不同贮藏年限（1～33年）广陈皮药材中黄酮类成分的变化规律，应用高效液相色谱法（high performance liquid chromatography，HPLC）测定了橙皮苷、橘皮素、川陈皮素、3，5，6，7，8，3′，4′-七甲氧基黄酮、5-羟基-6，7，8，3′，4′-五甲氧基黄酮的含量。结果表明，所分析的广陈皮药材中橙皮苷的含量均高于35 mg/g，符合药典标准；此外，5种黄酮类化合物的含量随贮藏年限的延长有一定的增加趋势。

叶晓岚[18]采用HPLC-PDA-IT/MSⁿ技术建立了广陈皮体外指纹谱，定性鉴定出24种黄酮类化合物，包括黄酮碳苷类、黄酮氧苷类及多甲氧基黄酮类。在此基础上，研究者通过制备型高效液相色谱法及高速逆流色谱法，分离得到维采宁-2、橙皮苷、异甜橙黄酮、异黄芩配基甲醚、川陈皮素、甜橙黄酮、橘皮素、3，5，6，7，8，3′，4′-七甲氧基黄酮、5-去甲川陈皮素等9种化合物。

综合现有文献报道，广陈皮中可能存在的黄酮类化合物详见表1-1。

表1-1 广陈皮中黄酮类化合物[3, 18]

类 别	化 合 物
黄烷酮类	柚皮苷、芸香柚皮苷、橙皮苷、新橙皮苷、橙皮素-7-O-葡萄糖糖苷、枸橘苷、异樱花素-7-O-芸香糖苷、新非美圣草苷
黄酮类	野漆树苷、金桔苷、芸香苷、木犀草素-7-O-芸香糖苷、芹菜素-6，8-di-C-葡萄糖苷、香叶木苷-6，8-di-C-葡萄糖苷、金圣草黄素-6，8-di-C-葡萄糖苷、金圣草黄素-8-C-葡萄糖苷、芹菜素-3-O-芸香糖-7-O-葡萄糖糖苷、槲皮素-3-O-芸香糖-7-O-葡萄糖苷
多甲氧基黄酮类	5，4′-二羟基-6，7，8-三甲氧基黄酮、5，6，7，4′-四甲氧基黄酮、5，7，8，4′-四甲氧基黄酮、5-羟基-7，8，3′，4′-五甲氧基黄酮、5，6，7，3′，4′-五甲氧基黄酮、红橘素（5，6，7，8，4′-五甲氧基黄酮）、异甜橙黄酮（5，7，8，3′，4′-五甲氧基黄酮）、甜橙黄酮（5，6，7，3′，4′-五甲氧基黄酮）、酸橙黄酮（3，6，7，8，4′-五甲氧基黄酮）、川陈皮素（5，6，7，8，3′，4′-六甲氧基黄酮）、3，5，6，7，3′，4′-六甲氧基黄酮、5-O-去甲川陈皮素（5-羟基-6，7，8，3′，4′-五甲氧基黄酮）、5-羟基-3，7，8，3′，4′-五甲氧基黄酮、5，4′-二羟基-6，7，8，3′-四甲氧基黄酮、7-羟基-3，5，6，3′，4′-五甲氧基黄酮、柚皮黄素（3-羟基-5，6，7，8，3′，4′-六甲氧基黄酮）、3，5，6，7，3′，4′-六甲氧基黄酮、3，5，6，7，8，3′，4′-七甲氧基黄酮

3. 柠檬苦素类化合物

柠檬苦素类化合物是植物次生代谢产生的一类高度氧化的四环三萜类物质，包括柠檬苦素、诺米林、奥巴叩酮等物质[19]。柠檬苦素及其类似物是柑橘类果实呈现苦味的主要原因，一般存在于柑橘属植物果实的种子、内果皮和囊衣等部位，尤以种子中浓度最高[20]。

李云等[21]采用 HPLC 法考察了柑橘不同用药部位（橘核、橘络、陈皮）中柠檬苦素和诺米林的含量，结果表明，陈皮中柠檬苦素、诺米林的含量远低于橘核、橘络，提示柠檬苦素类化合物在不同部位分布的差异。

4. 其他化合物

除挥发油、黄酮类及柠檬苦素类化合物外，广陈皮中还含有生物碱、多糖和微量元素等成分，其生物碱主要是辛弗林和 N–甲基酪胺；多糖主要由葡萄糖、甘露糖、鼠李糖、半乳糖、半乳糖醛酸、阿拉伯糖等构成[22]。

李先端等[23]采用 HPLC 法测定了青皮中辛弗林和 N–甲基酪胺的含量，发现四花青皮中辛弗林的含量低于个青皮，而 N–甲基酪胺的含量较高，提示生物碱的含量与采收期有关。

王洋[24]采用 HPLC 法研究了不同采收期及贮藏时间的广陈皮药材中生物碱及多糖含量的变化。结果表明，广陈皮药材中生物碱及多糖类成分含量均高于个青皮，自 10 月开始，广陈皮中总生物碱的含量随采收期的延后而降低；此外，随着贮藏时间的延长，广陈皮药材中生物碱的含量有升高的趋势。

广陈皮作为道地药材，品质优良，市场价格比一般品质的陈皮高出数倍。然而，广陈皮的外观、性状与一般陈皮相近，普通消费者难以区分，这就使得某些不法商人能以"杂陈皮"代替或掺入广陈皮进行销售，以获得暴利。目前，中药市场上的商品"陈皮"大量来源于不同栽培品种的柑橘果皮，种类极为混杂[25]。因此，有必要系统地研究广陈皮与其他来源陈皮药材的化学成分差异，建立一种可行的鉴别、分类方法，为阐释广陈皮道地性的内涵提供科学依据。

第二节　新会柑普茶的化学成分研究概况

新会柑普茶是当前养生保健领域的新兴茶品，是以产于广东新会的茶枝柑（*Citrus reticulate* "Chachi"）鲜果皮的干品或其经陈化后的陈皮，与普洱熟茶经过烘焙、陈化等工艺加工而成[26]。它融合了新会柑清醇的果香味和云南普洱茶醇厚的陈香味，滋味独特，茶性温和甘醇，老少皆宜，深受消费者喜爱[27]。

新会柑普茶是由广陈皮与普洱茶加工而成，其化学组成来源于陈皮与普洱茶两部分，因此，有必要关注普洱茶的化学成分。

1. 普洱茶的化学成分

普洱茶是以云南特有的大叶茶（*Camellia sinensis* var. *assamica*）的晒青毛茶为原料，经特殊发酵工艺生产而成，主要产于云南省西双版纳、临沧、普洱等地[28]。长期以来，普洱茶以其独特的风味和醇厚的口感而深受消费者的青睐。研究表明，普洱茶中主要含有茶多酚、茶色素、茶多糖、生物碱、他汀类及挥发性成分等[29]。

茶多酚是茶叶中多酚类物质的统称，包括黄烷醇类（儿茶素类）、黄酮类、酚酸类、花色苷类等[29]。普洱茶中的儿茶素主要有儿茶素、表儿茶素、没食子儿茶素、表没食子儿茶素、表儿茶素没食子酸酯〔(-)-epicatechin gallate，ECG]、表没食子儿茶素没食子酸酯（epigallocate gallate，EGCG）、表阿福豆素-3-O-没食子酸酯[30-32]。黄酮类成分有芦丁、山奈酚、山奈酚-3-O-葡萄糖苷、山奈酚-3-O-芦丁糖苷、槲皮素、槲皮素-3-O-葡萄糖苷、槲皮素-O-鼠李糖苷、槲皮素-O-芸香糖苷、牡荆素、杨梅素、黄杞苷等[31,33,34]。酚酸类化合物有没食子酸、2,5-二羟基苯甲酸、2-羟基苯甲酸、4-羟基苯甲酸等[31,35]。

茶色素是普洱茶中的茶多酚在微生物作用下发生氧化、聚合而成的一类水溶性酚类色素[36]，包括茶红素（thearubigins，TR）、茶黄素（theaflavin，TF）、茶褐素（theabrownine，TB）。茶褐素在普洱茶渥堆过程中大量产生、积累，是普洱茶茶汤呈红褐色的重要因素，亦是普洱茶中独特的品质成分[37]。普洱茶发酵过程中，水溶性多糖含量明显增加[38]。GC-MS分析表明，普洱茶多糖的单糖组成包括葡萄糖、阿拉伯糖、半乳糖、鼠李糖、甘露糖、木糖等[39]。普洱茶中的生物碱包括茶碱、可可碱、咖啡因、8-氧化咖啡因、胸腺嘧啶脱氧核苷、胸腺嘧啶、尿嘧啶等[40-41]，是除茶多酚外的又一类具有广泛生物活性的成分。他汀类成分具有降脂的作用。

挥发性成分是普洱茶香气特征的来源[42]。吕海鹏等[43-44]采用顶空-固相微萃取-气相色谱-质谱联用技术（HS-SPME-GC-MS）分析了普洱茶（熟茶）样品，发现普洱茶挥发性成分中杂氧化合物及醇类化合物的相对含量较高，包括1,2,3-三甲氧基苯、1,2-二甲氧基苯、3,4-二甲氧基甲苯、4-乙基-1,2-二甲氧基苯、1,2,4-三甲氧基苯、2,6-二叔丁基对甲苯酚、1,2,3-三甲氧基-5-甲基-苯、β-紫罗酮、β-芳樟醇、环氧芳樟醇、芳樟醇氧化物Ⅰ、芳樟醇氧化物Ⅱ、芳樟醇氧化物Ⅳ以及α-萜品醇、β-萜品醇、雪松醇。

2. 新会柑普茶的化学成分研究

郑敏等[45-46]利用HS-SPME-GC-MS技术，分析了新会柑普茶不同部位（外皮、内茶）及茶水中的挥发性组分。结果表明，柑普茶中的挥发性成分主要是烯烃类和酯类；外皮中烯烃类成分以柠檬烯、γ-松油烯、α-异松油烯、金合欢烯、α-侧柏烯、α-蒎烯、β-蒎烯、β-月桂烯等为主，其相对含量在87%以上，其他种类的化合物相对较少；而在内茶及茶汤中，N-甲基邻氨基苯甲酸甲酯、2-叔丁基苯基酯等酯类物质及醇类（4-松油醇、α-松油醇、β-香茅醇）、杂氧环类物质的相对含量较高。

蔡佳梓等[26]以10种市场占有率较高的新会柑普茶为材料，采用国标理化分析方法、原子吸收分光光度法技术进行了能量和核心营养元素分析。结果表明，新会柑普茶含脂肪0～1.9 g/100 g、碳水化合物43.0～63.5 g/100 g、钠12～32 mg/100 g、能量1310～1450 kJ/100 g，所分析的10种新会柑普茶的能量和核心营养元素含量差别不大。

目前，针对新会柑普茶成分的研究报道还较少，主要集中于挥发性组分的分析以及食品安全理化指标的检测，尚无系统的化学成分研究。

第三节　广陈皮及新会柑普茶的保健价值

陈皮作为传统中草药之一，应用极为广泛。《本草纲目》记载，"其（陈皮）治百病总是取其理气燥湿之功，同补药则补，同泻药则泻，同升药则升，同降药则降"，说明陈皮的药性作用发挥余地较大，在一般的理气化痰复方中均可使用[47]。实际上，在《中国药典》（2015年版）中，超过10%的中药复方中含有陈皮[48]。现代药理研究表明，陈皮具有抗氧化、抗炎、降脂等多种生物活性[49]。

普洱茶含有茶多酚、茶色素、茶多糖等多种活性成分，研究表明，普洱茶具有抗氧化、降血脂、降血糖、抗疲劳等保健功效[50-51]。

新会柑普茶由广陈皮与普洱茶加工而成，其保健作用兼具陈皮和普洱茶的功效，能够抗氧化、调节血脂、改善脾胃功能[26]，目前还没有相关的研究。

1. 抗氧化

研究表明，陈皮及普洱茶中的黄酮类[52]、酚酸类[31]及多糖类化合物[53]均具有抗氧化活性。

王卫东等[52]按照优化工艺提取了陈皮中的黄酮类化合物，用铁离子还原法测定了总抗氧化活性，并研究了该提取物在小鼠体内的抗氧化作用。结果表明，该提取物的总抗氧化活性与其浓度有很强的量效关系；该提取物能有效降低小鼠肝脏、肾组织中丙二醛（malondialdehyde，MDA）的含量，提升全血、肝脏组织中超氧化物歧化酶（superoxide dismutase，SOD）、过氧化氢酶（catalase，CAT）的活性。李娆玲等[54]考察了茶枝柑皮提取物的抗氧化能力，发现提取物对D-半乳糖致衰老模型小鼠有明显的抗氧化作用，能使小鼠血液、肝脏、脑组织中的 MDA 含量降低，使 SOD 及谷胱甘肽过氧化物酶（glutathione peroxidase，GSH - Px）活力升高。莫云燕等[53]考察了广陈皮多糖的体外抗氧化作用，并通过苯酚 - 硫酸比色法测定了广陈皮的总糖含量，发现新会陈皮中总糖含量为 7.20%，且具有明显的体外抗氧化活性。

东方等[31]采用氯仿、乙酸乙酯、正丁醇等溶剂分步萃取了普洱茶的水提物，并比较了各提取物的抗氧化能力。结果发现，普洱茶水提物的乙酸乙酯萃取层清除自由基的能力最强；进一步的 LC - MS 分析从乙酸乙酯萃取层中鉴定出 3 类化合物，包括 3 个酚酸类化合物、16 个儿茶素类化合物、6 个黄酮类化合物。研究表明，普洱茶中的多糖类化合物亦具有良好的抗氧化活性[55]。胡小静等[56]考察了从普洱茶中提取、纯化所得的茶多糖在昆明小鼠体内的抗氧化活性，发现茶多糖能降低小鼠血浆中的 MDA 水平，促进小鼠抑制羟自由基的能力，提升小鼠体内的总抗氧化能力。

2. 调节血脂

药理研究发现，陈皮、普洱茶均具有调节血脂的功能，尤其是普洱茶。研究表明，普洱茶中的茶色素、茶多酚、茶多糖及他汀类物质可能通过调节机体脂肪代谢，发挥减肥、降脂的功效[57]。

Yang 等[58]研究了柑皮提取物对大鼠高脂血症模型的降脂作用，发现柑皮提取物能显著降低血浆中甘油三酯（triglyleride，TG）、总胆固醇（total cholesterol，TC）、低密度脂蛋白胆固醇（lowdensity lipoprotein cholesterol，LDL - C）的水平，且不影响血浆中丙氨酸转氨酶（alanine aminotransferase，ALT）、天冬氨酸转氨酶（aspartate aminotransferase，AST）的水平，提示陈皮可有效调节血脂水平。

徐湘婷等[59]考察了普洱茶对大鼠高脂血症模型血脂代谢、肝脏损伤的影响，结果表明，与模型组相比，普洱茶组大鼠的体重明显减轻，血清 TC、TG、LDL - C水平明显下降，肝脏脂肪变性及氧化损伤程度明显减轻，且普洱熟茶的作用更为显著。吴文华等[60]研究了普洱茶多糖在小鼠体内的降血脂功能，发现普洱茶多糖能显著降低小鼠血清中 TG、TC、LDL - C 的水平，且存在一定的量效关系。

3. 改善脾虚症状

脾是中医脏象学说的核心，传统中医认为，脾"主运化，为后天之本，气血生化之源"，与机体的消化吸收、水盐代谢、免疫功能等密切相关[61]。脾虚证是中医临床的常见证候，现代医学认为，脾虚证是主要以消化系统功能失常、全身代谢调节障碍、营养失衡为表现的一种病理变化[62]。

研究表明，肠道菌群失衡是脾虚证的重要病理因素[63]。彭颖等[64]用运动疲劳结合饥饱失常法复制了大鼠脾虚证模型，并通过 ERIC - PCR 指纹图谱分析技术考察了 3 种健脾中药的治疗作用。结果表明，与正常大鼠相比，脾虚模型大鼠肠道菌群的 ERIC – PCR 指纹图谱特定位置、数量、丰度等出现明显变化，提示脾虚模型大鼠肠道菌群的紊乱；给予 3 种健脾药后，脾虚模型大鼠肠道菌群的多样性明显升高，与正常大鼠相比有所恢复，提示健脾药对肠道菌群的调节与其治疗脾虚证的作用相关。孟良艳等[65]采用利血平法制备了大鼠脾虚模型，并用 16S rDNA 测序法研究了四君子汤对脾虚大鼠肠道菌群多样性的影响。结果表明，造模后，大鼠肠道菌群多样性降低；给予四君子汤后，脾虚大鼠肠道菌群的多样性明显升高，尤其是有助于双歧杆菌和乳酸杆菌的恢复，说明四君子汤能通过改善肠道菌群多样性调理脾虚证。

传统中医认为，陈皮性温，味辛、苦，入脾、胃、肺经，功效为理气、健脾、调中、燥湿、化痰[3]。据明代《本草汇言》[66]记载："（陈皮）气温平，善于通达，故能止呕、止咳，健脾和胃者也。东垣曰：夫人以脾胃为主，而治病以调气为先，如欲调气健脾者，橘皮之功居其首焉。"陈皮作为理气药，常被用于脾虚证的治疗[67]。宋瑞敏[68]从《中医方剂大辞典》中整理出 2634 首治疗脾虚证的相关方剂，发现运用频次最高的单味药为陈皮、甘草、白术、人参、茯苓。

罗琥捷等[69]通过注射利血平制备了脾虚消瘦小鼠模型，并研究了陈皮超临界 CO_2 萃取物的干预作用。结果表明，该提取物能有效改善利血平所致脾虚消瘦小鼠模型的体重和精神状况，降低血浆中胃动素（motilin，MOT）、八肽胆囊收缩素（cholecystokinin，CCK8）水平，升高血清中胃泌素（gastrin，GAS）的含量，改善小鼠脾虚症状。宋玉鹏等[70]采用苦寒泻下加饥饱失常法制备了大鼠脾虚模型，并考察了陈皮水煎液及其活性成分（橙皮苷、辛弗林、橘皮素、川陈皮素）对该模型大鼠的影响。结果表明，陈皮水煎液可提高血清 GAS、血浆 P 物质（substance P in plasma，SP）、乙酰胆碱（acetylcholine，ACh）的含量，抑制 MOT 和血管活性肠肽（VIP）的影响，进而改善胃肠动力。目前，尚无从肠道菌群角度探讨陈皮治疗脾虚效果的研究报道。

一般认为，普洱茶性温，味微苦，归脾属土，具有温养脾胃、利湿的作用[71]。但目前尚无相关机制研究的报道。

第四节 本书主要研究内容

（1）陈皮药材分布较广，栽培变种多，种类混杂，目前有关陈皮化学成分的研究报道众多，但对不同来源陈皮的化学成分的研究缺乏系统性和代表性，鉴别指标单一，难以凸显广陈皮的道地性优势。系统地对陈皮的化学成分进行研究，是其质量控制的前提，亦是阐明其药效作用机制的基础。我们对体外可溶出部分（包括挥发性与非挥发性成分）、大鼠口服可吸收入血成分、经胃肠道代谢后粪便中可检出成分进行了系统研究；同时，采用多元统计分析方法比较了不同品种、不同产地的陈皮药材的化学成分差异，为阐明广陈皮道地性的内涵提供科学依据。

（2）新会柑普茶由广陈皮与云南普洱茶加工而成，兼具陈皮和普洱茶的保健功效，能够抗氧化、调节血脂、改善脾胃功能，是一种备受青睐的新兴茶品。近年来，该行业发展迅速，市场混乱，品质不一，亟须建立统一的质量标准以规范该行业。目前，对新会柑普茶的研究集中在其挥发性成分。然而，柑普茶主要是冲泡饮用的，水溶性成分才是其影响质量和发挥保健功效的关键部分。我们对新会柑普茶水溶性部分进行了系统的成分研究，以此为依据，兼顾食品与药材标准，建立了新会柑普茶的质量标准，为其行业健康发展提供技术、法规保障。

（3）陈皮与普洱茶结合的保健功效尚不明确，亟待进一步研究。我们选用大鼠作为实验动物，从健康、脾虚两个层面对广陈皮、新会柑普茶、普洱茶进行保健功效评价。包括对正常大鼠体内氧化应激、脂肪代谢及肠道菌群的调节作用，以及对脾虚大鼠消化吸收、胃肠激素、免疫功能、氧化应激、肠道菌群等的干预作用。这些研究为解释广陈皮及新会柑普茶的保健作用提供了依据。

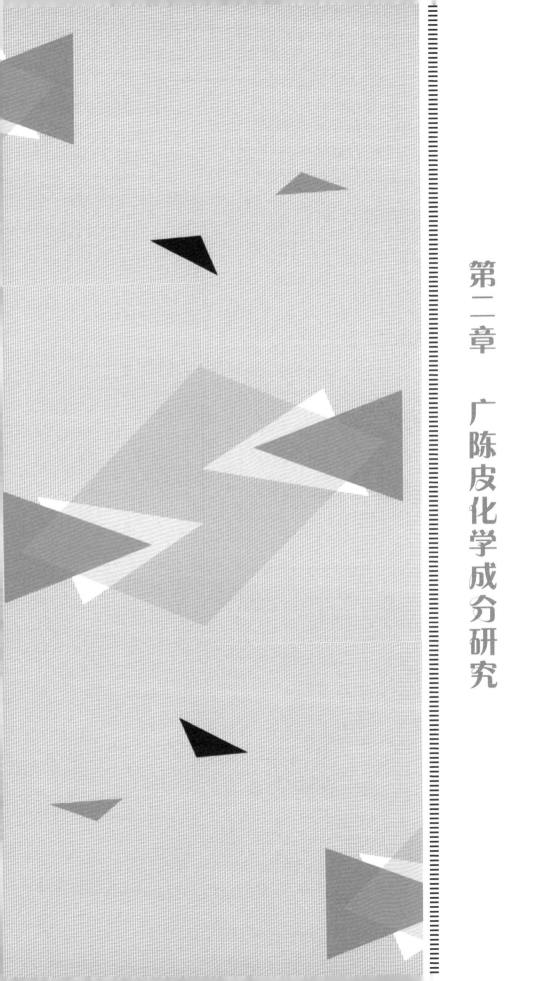

第二章 广陈皮化学成分研究

第一节　研究概述

为了系统地研究不同来源陈皮的化学成分，我们收集了 10 种不同来源的陈皮样品 42 批，包括茶枝柑、蜜柑、椪柑、大红袍等，均为市场上陈皮药材的主要流通品种。我们优化了 HS – SPME – GC – MS 条件，对陈皮样品进行萃取、分析，从中鉴定出以萜烯烃类、醇类、醛类和酯类化合物为主的 51 种挥发性成分；采用高分辨的 UFLC – Triple TOF – MS/MS 技术，从陈皮样品中鉴定出 73 种非挥发性成分，包括 62 种黄酮类、4 种生物碱、3 种柠檬苦素类及 4 种有机酸类化合物；对 SD 大鼠灌胃给予广陈皮提取物，利用 UFLC – Triple TOF – MS/MS 技术分析了大鼠血清、尿液及粪便样品的化学成分信息，从中鉴定出 26 种原型成分和 23 种代谢物。

基于上述结果，我们采用主成分分析、聚类分析、正交偏最小二乘法判别分析等统计分析方法，对不同来源的陈皮样品进行了比较、分类。结果显示，广陈皮和其他来源陈皮样品在化学成分上存在明显的区别。本研究还筛选出 6 种挥发性成分（p – Cymen – 8 – ol、2 – 甲氨基苯甲酸甲酯、D – 柠檬烯、β – 荜澄茄油烯、D – 吉玛烯、4 – 松油醇）、7 种非挥发性成分（野漆树苷、芦丁、Citrusin I、香草酸、香叶木素 – 6 – C – 葡萄糖苷、木犀草素 – 6，8 – 二 – C – 葡萄糖苷、异荭草苷），作为区分广陈皮和其他来源陈皮药材的潜在化学标志物。本研究从整体化学成分出发建立模型，方法更具系统性及代表性，为陈皮鉴别和品质分类提供参考。

第二节　基于 HS – SPME – GC – MS 技术的广陈皮挥发性成分分析

本节实验采用 HS – SPME 技术提取陈皮挥发性成分，再利用自动质谱解析与鉴定系统（automated mass spectral deconrolution and identification system，AMDIS）对挥发性成分总离子流图进行处理，提取未知组分更"纯净"的质谱图，之后通过谱库检索匹配，结合保留指数（retention index，RI）来鉴定不同品种陈皮的挥发性成分。

【实验材料】

1. 仪器

中药粉碎机（DMF - 8A，浙江温岭市铭大药材机械设备有限公司）、十万分之一电子分析天平（MS205DU，瑞士 Mettler toledo 公司）、Thermo Fisher Scientific TSQ Quantum XLS 串联四级杆气相 - 质谱联用仪（带 TriPlus RSH 三合一自动进样器）（美国 Thermo Fisher Scientific 公司）、50/30 μmDVB/CAR/PDMS 固相微萃取头（上海安谱实验科技股份有限公司）、Thermo TG - 5SILMS 色谱柱（30 m × 0.25 mm × 0.25 μm，美国 Thermo Fisher Scientific 公司）、精密移液器（美国 Rainin 公司）。

2. 对照品

$C_7 - C_{30}$ 正构烷烃混合标样（正己烷溶解浓度为 1 mg/mL，批号：LC13543V，美国 Supelco 公司）、十三烷（批号：MKBX8880V，美国 Sigma 公司）。

3. 试剂

甲醇、乙腈（色谱纯，美国 Fisher Scientific 公司），甲酸（色谱纯，美国 Sigma 公司），Sartorius 超纯水。

4. 供试品

共收集 2016 年陈皮样品 42 批，详见表 2 - 1，由中山大学生命科学学院廖文波教授再次确认植物种属。分为两大类，一类是广陈皮，采自新会区域内的双水、小冈、东甲、崖南、三江、七堡、古井、天马等地区的茶枝柑柑皮，共 19 批；另一类是普通陈皮，采自广东韶关、四会以及广西、福建、湖南、江西、浙江、重庆等产区的不同品种的橘子皮，共 9 个来源 23 批。因市场上难以找到明确来源的非广陈皮的药材，因此，普通陈皮是自行购买不同产地的橘子的成熟果实，根据《中国药典》（2015 年版）的规定，剥取果皮，低温干燥，保存于干燥阴凉处，适时翻晒而得。

表 2 - 1 陈皮样品

编　号	学　名	中文名	产　地	类　别
G_1	C. reticulata "Chachi"	茶枝柑	广东新会	广陈皮
G_2	C. reticulata "Chachi"	茶枝柑	广东新会	广陈皮
G_3	C. reticulata "Chachi"	茶枝柑	广东新会	广陈皮
G_4	C. reticulata "Chachi"	茶枝柑	广东新会	广陈皮
G_5	C. reticulata "Chachi"	茶枝柑	广东新会	广陈皮
G_6	C. reticulata "Chachi"	茶枝柑	广东新会	广陈皮

续上表

编 号	学 名	中文名	产 地	类 别
G_7	*C. reticulata* "Chachi"	茶枝柑	广东新会	广陈皮
G_8	*C. reticulata* "Chachi"	茶枝柑	广东新会	广陈皮
G_9	*C. reticulata* "Chachi"	茶枝柑	广东新会	广陈皮
G_{10}	*C. reticulata* "Chachi"	茶枝柑	广东新会	广陈皮
G_{11}	*C. reticulata* "Chachi"	茶枝柑	广东新会	广陈皮
G_{12}	*C. reticulata* "Chachi"	茶枝柑	广东新会	广陈皮
G_{13}	*C. reticulata* "Chachi"	茶枝柑	广东新会	广陈皮
G_{14}	*C. reticulata* "Chachi"	茶枝柑	广东新会	广陈皮
G_{15}	*C. reticulata* "Chachi"	茶枝柑	广东新会	广陈皮
G_{16}	*C. reticulata* "Chachi"	茶枝柑	广东新会	广陈皮
G_{17}	*C. reticulata* "Chachi"	茶枝柑	广东新会	广陈皮
G_{18}	*C. reticulata* "Chachi"	茶枝柑	广东新会	广陈皮
S_{19}	*C. reticulata* "Chachi"	茶枝柑	广东新会	广陈皮
S_1	*C. reticulata* "Unshiu"	蜜柑	浙江台州	普通陈皮
S_2	*C. reticulata* "Unshiu"	蜜柑	浙江台州	普通陈皮
S_3	*C. reticulata* "Unshiu"	蜜柑	湖北宜昌	普通陈皮
S_4	*C. reticulata* "Unshiu"	蜜柑	湖北宜昌	普通陈皮
S_5	*C. reticulata* "Subcompressa"	黄岩蜜桔	湖南永顺	普通陈皮
S_6	*C. reticulata* "Ponkan"	椪柑	江西吉安	普通陈皮
S_7	*C. reticulata* "Ponkan"	椪柑	重庆	普通陈皮
S_8	*C. reticulata* "Ponkan"	椪柑	重庆	普通陈皮
S_9	*C. reticulata* "Ponkan"	椪柑	福建泉州	普通陈皮
S_{10}	*C. reticulata* "Ponkan"	椪柑	浙江衢州	普通陈皮
S_{11}	*C. reticulata* "Zhuhong"	大红袍	江西吉安	普通陈皮
S_{12}	*C. reticulata* "Zhuhong"	大红袍	重庆	普通陈皮
S_{13}	*C. reticulata* "Zhuhong"	大红袍	江西吉安	普通陈皮
S_{14}	*C. reticulata* "Hanggan"	贡柑	广东韶关	普通陈皮
S_{15}	*C. reticulata* "Hanggan"	贡柑	广东韶关	普通陈皮
S_{16}	*C. reticulata* "Shiyue Ju"	砂糖橘	广东四会	普通陈皮
S_{17}	*C. reticulata* "Kinokuni"	南丰蜜橘	广西	普通陈皮
S_{18}	*C. reticulata* "Kinokuni"	南丰蜜橘	江西抚州	普通陈皮
S_{19}	*C. reticulata* "Suavissima"	瓯柑	浙江温州	普通陈皮
S_{20}	*C. reticulata* "Suavissima"	瓯柑	浙江温州	普通陈皮

续上表

编　号	学　　名	中文名	产　地	类　别
S_{21}	*C. reticulata* "Suavissima"	瓯柑	浙江温州	普通陈皮
S_{22}	*C. reticulata* "Tankan"	蕉柑	广东韶关	普通陈皮
S_{23}	*C. reticulata* "Tankan"	蕉柑	广东韶关	普通陈皮

【实验部分】

（一）挥发油提取

水蒸气蒸馏提取挥发油：按照《中国药典》（2015 年版）挥发油提取中的甲法提取挥发油。取约 50 g 陈皮样品粉末于 1 L 圆底烧瓶中，加入 500 mL 水，振摇混合后，接上挥发油提取器与回流冷凝管，于加热套中加热至沸，并保持微沸约 5 h，收集提取的淡黄色挥发油样品，待测。

固相微萃取提取挥发油：取样品粉末约 20 mg（过 60 目筛），精密称定，置 10 mL 卡口顶空瓶中，并用微量注射器精密移取内标溶液（浓度为 0.1646 mg/mL 的十三烷/甲醇溶液）5 μL 加入样品中，用磁性铁盖密封。插入 50/30 μm DVB/CAR/PDMS 萃取头于 50 ℃顶空萃取 30 min，于 220 ℃汽化室解吸 10 min，然后进行 GC - MS 分析。

（二）检测条件

色谱条件：色谱柱 TG - 5SILMS（30 m × 0.25 mm × 0.25 μm）；载气 He，流量 1 mL/min；分流进样，分流比 50∶1；进样口温度 220 ℃，柱起始温度 40 ℃，保持 3 min，以 5 ℃/min 升至 200 ℃，再以 10 ℃/min 升至 250 ℃，保持 3min；接口温度 230 ℃。

质谱条件：电子轰击（electron impact，EI）离子源；离子源温度 230 ℃，电离能 70 eV；倍增器电压 800 V；采用 Q1 MS 扫描模式，扫描质量范围 29 ～ 448 amu。标准谱库为 2017 年版 NIST 2.3 谱库（美国国家科学技术研究所）。

（三）数据处理

1. 定性分析

取正构烷烃混合对照品 1 μL 在和陈皮样品相同的分析条件下进样后，记录各正烷烃的保留时间，采用线性升温公式计算各组分 RI 值，$RI = 100n + 100 (t_x - t_n)/(t_{n+1} - t_n)$。

其中，t_x，t_n 和 t_{n+1} 分别为被分析组分和碳原子数处于 $n \sim n+1$ 范围内正烷烃

$(t_n < t_x < t_{n+1})$ 流出峰的保留时间。

应用 AMDIS 对陈皮挥发性物质总离子流图（TIC）自动进行反卷积处理，所分辨的质谱在 2017 年版 NIST 2.3 标准谱库中检索，根据匹配度和保留指数进行核对，只选择正匹配和反匹配均大于 800 的物质。

2. 相对定量分析

计算从 AMDIS 系统匹配出的每个化合物的峰面积与内标（十三烷）峰面积的比值，用于表征挥发性成分的含量，进而比较不同来源陈皮样品的成分差异。

（四）结果与讨论

1. 固相微萃取条件的优化

HS – SPME 是在固相萃取基础上发展起来的一种新的萃取分离技术，与传统的水蒸馏提取方法不同，它并非对样品挥发油进行完全的提取，其所提取的挥发成分与固相萃取的涂层、萃取温度、萃取时间密切相关[72]。

为了评估固相微萃取条件的可行性，用同一批样品（编号：S5）采用传统的水蒸馏法提取检测的色谱图做对照 ［图 2 – 1（a）]。陈皮的挥发性成分中，萜类为主

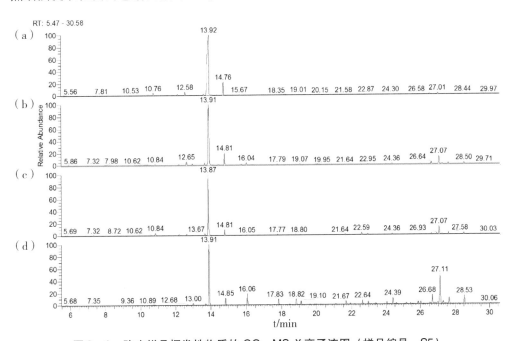

图 2 – 1　陈皮样品挥发性物质的 GC – MS 总离子流图（样品编号：S5）

［（a）水蒸馏提取；（b）顶空 – 固相微萃取 30 ℃，10 min；（c）顶空 – 固相微萃取 50 ℃，10 min；

（d）顶空 – 固相微萃取 50 ℃，30 min］

要成分，包括 D - 柠檬烯、γ - 松油烯、α - 蒎烯、β - 蒎烯等。使用 HS - SPME 方法提取的挥发成分基本与水蒸馏法一致［图 2 - 1（b）～（d）］。此外，萃取温度为 50 ℃时，高沸点的化合物相对具有更高的响应。随着提取时间的增加，单萜类化合物（沸点较低）的比例逐渐下降，而倍半萜类化合物（沸点较高）的比例逐渐升高。表 2 - 2 中列举了不同提取条件下两个主要的单萜成分（D - 柠檬烯、γ - 松油烯）与两个倍半萜成分（D - 吉玛烯、α - 法呢烯）的相对峰面积。研究表明[73-74]，HS - SPME 在非平衡的状态下亦可用于定量分析，故只要保证样品在相同的条件下萃取，即可对比不同品种陈皮的挥发物质的差异。为了获取陈皮样品更丰富的挥发性成分的信息，选择了能让原本相对含量较低的高沸点成分具有相对更高响应的条件进行分析，即萃取头于 50 ℃顶空萃取 30 min。

表 2 - 2　不同提取条件下陈皮样品中主要萜类成分的含量变化（样品编号：S5）

保留时间/ min	化合物	相对峰面积/%			
		水蒸馏	固相微萃取 30 ℃，10 min	固相微萃取 50 ℃，10 min	固相微萃取 50 ℃，30 min
13. 84	D - 柠檬烯	81. 52	61. 46	52. 35	28. 09
14. 77	γ - 松油烯	7. 44	8. 37	4. 51	3. 05
26. 60	D - 吉玛烯	0. 33	1. 94	1. 18	4. 22
27. 03	α - 法呢烯	1. 11	7. 18	8. 44	14. 26

2. 重复性试验

采用上述优化的萃取条件，考察 HS - SPME - GC - MS 方法在分析陈皮样品挥发性成分时的重复性，试验重复 6 次。经计算，陈皮组分的峰面积的相对标准偏差（RSD）为 6. 32%～13. 95%，平均值为 9. 05%，说明该方法具有较好的重复性。

3. 陈皮挥发性成分的检测分析

在选定的 HS - SPME 条件下，对不同产地、不同品种的陈皮样品进行萃取，并通过 GC - MS 检测分析，得到陈皮挥发性组分及相对百分含量，见表 2 - 3。在较优条件下的广陈皮挥发性成分总离子流图中共分离鉴定出 51 种组分，主要包括萜烯烃类、醇类、醛类和酯类化合物。与文献报道的使用水蒸馏等方法测定的陈皮挥发性主要成分基本一致。并且，与水蒸馏提取法相比，固相微萃取法具有操作时间短、样品量少、使用方便、无须萃取溶剂、重现性好等优点。

表 2 - 3 陈皮挥发性成分 HS - SPME - GC - MS 分析结果

序 号	化 合 物	CAS 号	分 子 式	RT^a/min	RI^b	RI^c
1	α - 侧柏烯 α - Thujene	2867 - 05 - 2	$C_{10}H_{16}$	10.60	929	924
2	α - 蒎烯 α - Pinene	7785 - 70 - 8	$C_{10}H_{16}$	10.83	936	948
3	β - 侧柏烯 β - Thujene	28634 - 89 - 1	$C_{10}H_{16}$	12.08	973	968
4	β - 蒎烯 β - Pinene	18172 - 67 - 3	$C_{10}H_{16}$	12.19	977	987
5	β - 香叶烯 β - Myrcene	123 - 35 - 3	$C_{10}H_{16}$	12.62	990	993
6	3 - 蒈烯 3 - Carene	13466 - 78 - 9	$C_{10}H_{16}$	13.46	1016	1013
7	O - 伞花烃 O - Cymene	527 - 84 - 4	$C_{10}H_{14}$	13.65	1022	1025
8	D - 柠檬烯 D - Limonene	5989 - 27 - 5	$C_{10}H_{16}$	13.84	1028	1028
9	γ - 松油烯 γ - Terpinene	99 - 85 - 4	$C_{10}H_{16}$	14.77	1058	1053
10	（反式）- 4 - 侧柏醇 trans - 4 - Thujanol	17699 - 16 - 0	$C_{10}H_{18}O$	15.04	1066	1081
11	异松油烯 Terpinolene	586 - 62 - 9	$C_{10}H_{16}$	15.71	1088	1083
12	2 - Cyclohexen - 1 - ol, 1 - methyl - 4 - (1 - methylethyl) - , cis -	29803 - 82 - 5	$C_{10}H_{18}O$	15.98	1096	1092
13	trans - p - Mentha - 2,8 - dienol	3886 - 78 - 0	$C_{10}H_{16}O$	16.64	1119	1120
14	2 - Cyclohexen - 1 - ol, 1 - methyl - 4 - (1 - methylethenyl) - , trans -	7212 - 40 - 0	$C_{10}H_{16}O$	17.08	1134	1142
15	Bicyclo[3.1.0]hexan - 2 - ol, 2 - methyl - 5 - (1 - methylethyl) - , (1α,2α,5α) -	17699 - 16 - 0	$C_{10}H_{18}O$	17.26	1140	1141
16	L - 莰酮 L - camphor	464 - 49 - 3	$C_{10}H_{16}O$	17.34	1142	1144
17	（R）- 3,7 - 二甲基 - 6 - 辛烯醛 6 - Octenal, 3,7 - dimethyl - , (R) -	106 - 23 - 0	$C_{10}H_{18}O$	17.50	1148	1152

续上表

序 号	化 合 物	CAS 号	分子式	RT^a/min	RI^b	RI^c
18	Bicyclo[2,2,1]heptan-2-ol,1,7,7-trimethyl-,(1S-endo)-	464-45-9	$C_{10}H_{18}O$	18.08	1167	1160
19	4-松油醇 4-Terpineol	562-74-3	$C_{10}H_{18}O$	18.35	1177	1179
20	p-Cymen-8-ol	1197-01-9	$C_{10}H_{14}O$	18.49	1181	1181
21	Cyclohexanol,2-methylene-5-(1-methylethenyl)-	35907-10-9	$C_{10}H_{16}O$	18.64	1186	1186
22	α-松油醇 α-Terpineol	98-55-5	$C_{10}H_{18}O$	18.72	1189	1185
23	癸醛 Decanal	112-31-2	$C_{10}H_{20}O$	19.02	1199	1197
24	（顺式）-香芹醇 cis-Carveol	1197-06-4	$C_{10}H_{16}O$	19.52	1217	1214
25	L-香芹醇 L-Carveol	99-48-9	$C_{10}H_{16}O$	19.6	1220	1220
26	异香叶醇 Isogeraniol	5944-20-7	$C_{10}H_{18}O$	19.75	1226	1228
27	β-香茅醇 β-Citronellol	106-22-9	$C_{10}H_{20}O$	19.85	1229	1229
28	D-香芹酮 D-Carvone	2244-16-8	$C_{10}H_{14}O$	20.14	1240	1240
29	薄荷酮 Piperitone	89-81-6	$C_{10}H_{16}O$	20.48	1252	1253
30	紫苏醛 Perilla aldehyde	2111-75-3	$C_{10}H_{14}O$	21.00	1271	1271
31	麝香草酚 Thymol	89-83-8	$C_{10}H_{14}O$	21.40	1285	1283
32	香芹酚 Carvacrol	499-75-2	$C_{10}H_{14}O$	21.57	1291	1297
33	癸酸甲酯 Methyl caprate	110-42-9	$C_{11}H_{22}O_2$	22.31	1319	1316
34	邻氨基苯甲酸甲酯 Methyl anthranilate	134-20-3	$C_8H_9NO_2$	22.79	1338	1332

续上表

序号	化合物	CAS号	分子式	RT^a/min	RI^b	RI^c
35	香茅醇乙酸酯 Citronellol acetate	150 – 84 – 5	$C_{12}H_{22}O_2$	23.06	1348	1348
36	α - 荜澄茄油烯 α – Cubebene	17699 – 14 – 8	$C_{15}H_{24}$	23.24	1355	1354
37	橙花醇乙酸酯 Neryl acetate	141 – 12 – 8	$C_{12}H_{20}O_2$	23.33	1358	1356
38	古巴烯 Copaene	3856 – 25 – 5	$C_{15}H_{24}$	23.97	1383	1378
39	β - 荜澄茄油烯 β – Cubebene	13744 – 15 – 5	$C_{15}H_{24}$	24.31	1396	1394
40	2 - 甲氨基苯甲酸甲酯 2 – (Methylamino) – benzoic acid – methyl ester	85 – 91 – 6	$C_9H_{11}NO_2$	24.55	1406	1402
41	石竹烯 Caryophyllene	87 – 44 – 5	$C_{15}H_{24}$	25.11	1428	1427
42	(Z) - β - 法呢烯 (Z) – β – Farnesene	28973 – 97 – 9	$C_{15}H_{24}$	25.80	1457	1458
43	D - 吉玛烯 D – Germacrene	23986 – 74 – 5	$C_{15}H_{24}$	26.60	1489	1488
44	(3Z,6E) - α - 法呢烯 (3Z,6E) – α – Farnesene	26560 – 14 – 5	$C_{15}H_{24}$	26.76	1496	1496
45	α - 法呢烯 α – Farnesene	502 – 61 – 4	$C_{15}H_{24}$	27.03	1507	1503
46	δ - 愈创木烯 δ – Guaiene	3691 – 11 – 0	$C_{15}H_{24}$	27.21	1515	1512
47	十二酸甲酯 Dodecanoic acid, methyl ester	111 – 82 – 0	$C_{13}H_{26}O_2$	27.34	1520	1520
48	杜松萜烯 Cadinene	523 – 47 – 7	$C_{15}H_{24}$	27.55	1529	1529
49	氧化石竹烯 Caryophyllene oxide	1139 – 30 – 6	$C_{15}H_{24}O$	28.99	1591	1596
50	α - 甜橙醛 α – Sinensal	17909 – 77 – 2	$C_{15}H_{22}O$	32.48	1752	1752

续上表

序　号	化　合　物	CAS 号	分　子　式	RT^a/min	RI^b	RI^c
51	十六酸甲酯 Hexadecanoic acid, methyl ester	112 – 39 – 0	$C_{17}H_{34}O_2$	35.85	1924	1924

注：^{a} 保留时间（min）；^{b} 样品组分的保留指数；^{c} 数据库中该化合物的保留指数。

4. 陈皮挥发性成分的相对定量分析

从 42 批共 10 个不同来源的陈皮中选取 21 个共有峰的相对峰面积（图 2 - 2、表 2 - 4），形成数据集，平均占总峰面积的 85.2%，涵盖了陈皮挥发物中的主要化合物。研究表明，共有峰和相对含量较大的色谱峰使化合物的识别速度更快，稳定性更强，定量重复性更好[75]。因此，本研究在计算时排除了一些微量或痕量的挥发性成分。

从图 2 - 3 的热图可见，不同品种陈皮样品挥发性成分组成基本相同，但是相对含量具有差异。可以直观地看到，广陈皮样品中 5 号峰（D - 柠檬烯）与其他品种陈皮相比含量较低，广陈皮 17 号峰（2 - 甲氨基苯甲酸甲酯）较其他品种陈皮相比含量较高。得到的数据可以采用多元统计分析方法进一步分类分析。

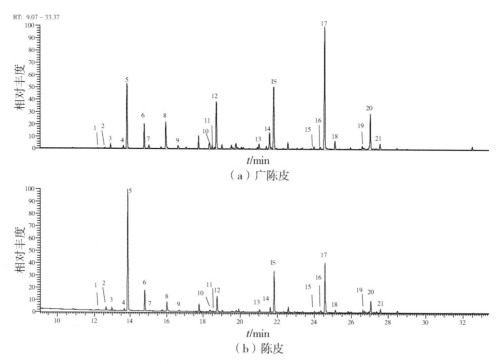

图 2 - 2　陈皮样品代表性 GC - MS 总离子流图

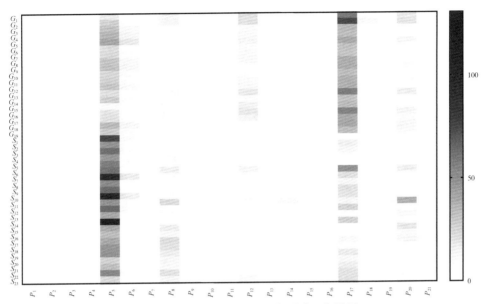

图 2-3　陈皮样品挥发成分相对峰面积热图

表 2-4　陈皮挥发性成分相对含量

序　号[a]	化　合　物	保留时间 /min	相对峰面积[b]	
			广陈皮（$n=19$）	陈皮（$n=23$）
1	α-蒎烯 α-Pinene	10.83	0.27±0.16	0.41±0.24
2	α-蒎烯 β-Pinene	12.19	0.25±0.14	0.27±0.15
3	β-香叶烯 -Myrcene	12.62	0.38±0.17	1.06±0.88
4	O-伞花烃 O-Cymene	13.65	1.18±0.51	1.02±0.53
5	D-柠檬烯 D-Limonene	13.84	24.75±7.40	55.61±26.24
6	γ-松油烯 γ-Terpinene	14.77	8.98±3.32	6.77±3.95
7	（反式）-4-侧柏醇 trans-4-Thujanol	15.04	0.98±0.52	0.46±0.29
8	2-Cyclohexen-1-ol, 1-methyl- 4-（1-methylethyl）-, cis-	15.98	6.69±2.83	11.92±6.29
9	trans-p-Mentha-2, 8-dienol	16.64	1.02±0.50	0.67±0.27
10	4-松油醇 4-Terpineol	18.35	2.69±1.11	1.37±0.87

续上表

序 号[a]	化 合 物	保留时间/min	相对峰面积[b]	
			广陈皮 (n=19)	陈皮 (n=23)
11	p – Cymen – 8 – ol	18.49	0.89 ± 0.30	0.26 ± 0.14
12	α – 松油醇 α – Terpineol	18.72	12.21 ± 4.84	6.83 ± 2.50
13	紫苏醛 Perilla aldehyde	21.00	1.52 ± 0.58	1.50 ± 0.68
14	香芹酚 Carvacrol	21.57	3.77 ± 1.30	2.06 ± 2.81
15	古巴烯 Copaene	23.97	0.94 ± 0.57	1.57 ± 1.20
16	β – 荜澄茄油烯 β – Cubebene	24.31	0.71 ± 0.40	2.76 ± 2.26
17	2 – 甲氨基苯甲酸甲酯 2 – (Methylamino) – benzoic acid – methyl ester	24.55	40.97 ± 12.48	15.60 ± 10.47
18	石竹烯 Caryophyllene	25.11	3.16 ± 2.12	1.61 ± 1.37
19	D – 吉玛烯 D – Germacrene	26.60	0.53 ± 0.38	2.72 ± 2.42
20	α – 法呢烯 α – Farnesene	27.03	10.19 ± 4.18	8.72 ± 8.31
21	杜松萜烯 Cadinene	27.55	1.58 ± 0.97	2.85 ± 2.24

注：[a] 色谱峰号与图 2 – 2 中对应；[b] 与十三烷（内标）的峰面积的比值。

第三节　基于 UFLC – Triple TOF – MS/MS 技术的广陈皮化学成分分析

本节实验采用超快液相色谱（ultra fast liquid chromatography，UFLC）– 四级杆串联飞行时间质谱联用仪（UFLC – Triple TOF – MS/MS）技术对陈皮样品进行分析，通过与对照品对照、准确分子量比较、裂解碎片分析和谱库检索匹配，确证和指认样品中的化学成分，旨在全面系统地阐明不同品种陈皮的化学物质基础。

【实验材料】

1. 仪器

中药粉碎机（DMF-8A，浙江温岭市铭大药材机械设备有限公司）、十万分之一电子分析天平（MS205DU，瑞士 Mettler toledo 公司）、超快速高效液相色谱仪（LC-20AD-XR 二元泵，SIL-20AD-XR 自动进样器，CTO-20A 柱温箱；日本岛津公司）、高分辨三重四极杆-飞行时间质谱仪（Triple TOF 5600$^+$，美国 AB SCIEX 公司）、Kinetex C$_{18}$色谱柱（3.0 mm×150 mm，2.6 μm，100 Å；美国 Phenomenex 公司）、精密移液器（美国 Rainin 公司）。

2. 对照品

柚皮素（批号：BCBM1975V）、枸橘苷（批号：BCBR4578V）、川陈皮素（批号：BCBR4395V）、橘皮素（批号：WXBC2058V）、甜橙黄酮（批号：126M4713V），均购自美国 Sigma 公司。柚皮苷（批号：110722-201312）、新橙皮苷（批号：111857-201102）、橙皮苷（批号：110721-201316）、芦丁（批号：100080-200707）、野漆树苷（批号：10110221）、阿魏酸（批号：110773-201313）、辛弗林（批号：110727-201107）、没食子酸（批号：110831-201204，纯度：89.9%）、咖啡因（批号：171215-200507），均购自中国食品药品检定研究院。橙皮素（批号：520-33-2）、圣草酚（批号：552-58-9），购自深圳 Sinova 公司。N-甲基酪胺（批号：20150314）购自南京康满林化工实业有限公司。[2′,3′,5′,6′-D$_4$]-柚皮苷（D$_4$-柚皮苷）（上海明祺化学研究有限公司，纯度99.0%），[2′,3′,5′,6′-D$_4$]-柚皮素（D$_4$-柚皮素）（上海明祺化学研究有限公司，纯度92.48%）。

3. 试剂

甲醇、乙腈（色谱纯，美国 Fisher Scientific 公司），甲酸（色谱纯，Sigma 公司），Sartorius 超纯水。

4. 供试品

详见表2-1。

【实验部分】

（一）供试品溶液的制备

称取 [2′,3′,5′,6′-D$_4$]-柚皮苷（即 D$_4$-柚皮苷，用作内标）适量，精密称定，加 50% 甲醇制成每毫升含 51.5 μg D_4 - 柚皮苷的溶液，用于陈皮样品的提取。

称取样品粉末 0.1g，精密称定，置具塞锥形瓶中，精密移取上述含 D_4 - 柚皮苷的 50% 甲醇溶液 10 mL，超声提取 30 min（功率 500 W，频率 40 kHz），摇匀，用 0.22 μm 微孔滤膜滤过，取续滤液，即得。

（二）对照品溶液的制备

分别取柚皮素、枸橘苷、川陈皮素、橘皮素、甜橙黄酮、柚皮苷、新橙皮苷、橙皮苷、芦丁、野漆树苷、阿魏酸、辛弗林、橙皮素、圣草酚、N - 甲基酪胺对照品适量，精密称定，加甲醇分别制成每毫升含 10 μg/mL 不同混合对照品的溶液。

（三）检测条件

液相色谱条件：色谱柱：Phenomenex kinetex C_{18}（3.0 mm × 150 mm，2.6 μm）；柱温：40 ℃；流动相：乙腈 - 0.1% 甲酸溶液（洗脱梯度见表 2 - 5）；流速：0.3 mL/min。

表 2 - 5　流动相洗脱梯度

时间/min	乙腈/%	0.1% 甲酸/%
0	10	90
5	30	70
27	80	20
28	100	0
33	100	0

质谱条件：采用电喷雾离子（electro spray ion，ESI）、信息依赖采集（information dependent acquisition，IDA）模式进行数据采集，同时开启动态背景扣除（dynamic background deduction，DBS）。TOF MS 扫描质量范围为 m/z 100 ～ 1500，TOF MS/MS 扫描质量范围为 m/z 50 ～ 1500。离子源参数为 GS1 55 psi，GS2 55 psi，CUR 35 psi，TEM 550 ℃，ISVF - 4500 V；化合物相关参数为 DP 80 V，CE - 35 eV，CES 15 eV。以氮气为喷雾气和辅助气。

（四）数据处理

定性分析：应用 Peakview™ 2.1（美国 AB Sciex 公司）对数据进行分析。

通过与对照品对照、谱库检索（中药质谱数据库 1.0 版本，美国 AB Sciex 公司）、准确分子量比较、裂解碎片及文献检索，对样品中的化合物进行指认或确证。

相对定量分析：经定性分析，发现陈皮绝大部分成分均在正模式下有响应，应用 MultiQuant™ 2.1（美国 AB Sciex 公司）在正模式下对检测到的成分进行积分，计算每个化合物与内标（D_4 - 柚皮苷）的峰面积比值，用于表征化合物的含量，进而比较不同来源陈皮样品的成分差异。

（五）结果

各样品分别在正模式和负模式下同时进行一级和二级扫描。陈皮代表性的正、负模式总离子流图见图 2 - 4。通过对照品对照、准确分子量比较、裂解碎片分析和谱库检索匹配，确证和指认到 73 种化合物，包括 62 种黄酮类、4 种生物碱、3 种柠檬苦素类及 4 种有机酸类成分。各化合物在正、负模式下的保留时间、峰归属、分子离子峰及详细裂解碎片信息见表 2 - 6，主要的化合物结构式见图 2 - 5。

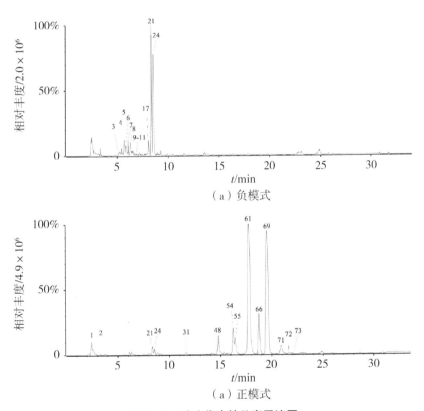

（a）负模式

（a）正模式

图 2 - 4　陈皮代表性总离子流图

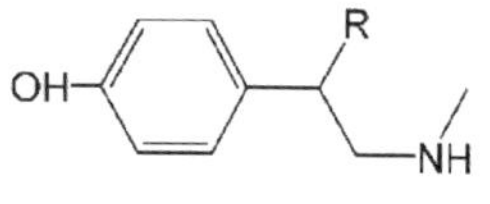

Synephrine (1): R=OH
N-methylthramine (2): R=H

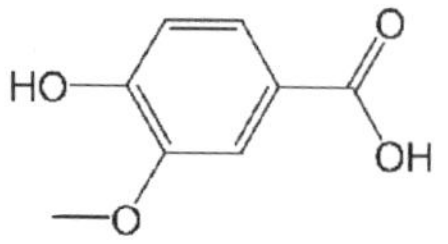

Vanillic acid (4)

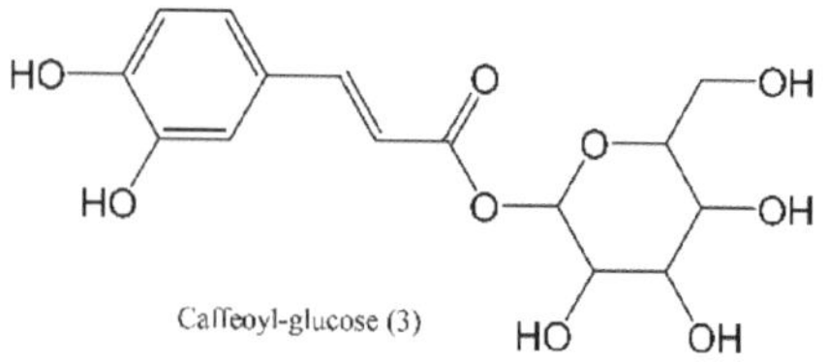

Caffeoyl-glucose (3)

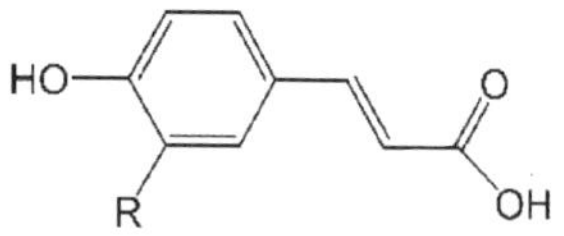

Caffeic acid (9): R=OH
Ferulic acid (23): R=OCH₃

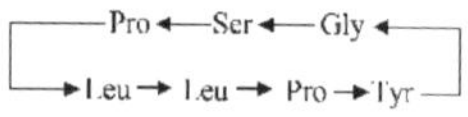

Citrusin Ⅲ (31)

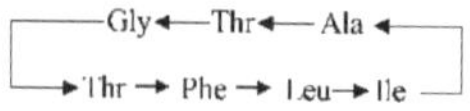

Citrusin Ⅰ (40)

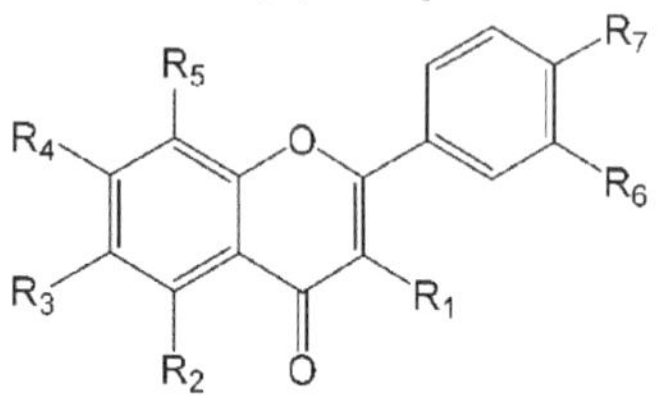

	R₁	R₂	R₃	R₄	R₅	R₆	R₇
Luteolin-6,8-di-C-glucoside (5):	H	OH	Glc	OH	Glc	OH	OH
Vicenin-2 (6):	H	OH	Glc	OH	Glc	H	OH
Chrysoeriol-6,8-di-C-glucoside (7):	H	OH	Glc	OH	Glc	OCH₃	OH
Isoorientin (10):	H	OH	Glc	OH	H	OH	OH
Orientin (11):	H	OH	H	OH	Glc	OH	OH
Apigenin-8-C-glucoside (13):	H	OH	H	OH	Glc	H	OH
Rutin (14):	ORut	OH	H	OH	H	OH	OH
Lonicerin (15):	H	OH	H	ORut	H	OH	OH
Diosmetin-6-C-glucoside (16):	H	OH	Glc	OH	H	OH	OCH₃
Rhoifolin (18):	H	OH	H	ONeo	H	H	OH
Diosmin (19):	H	OH	H	ORut	H	OH	OCH₃
Neodiosmin (20):	H	OH	H	ONeo	H	OH	OCH₃
Chrysoeriol (41):	H	OH	H	OH	H	OCH₃	OH
Isosinensetin (47):	H	OCH₃	H	OCH₃	OCH₃	OCH₃	OCH₃
Sinensetin (53):	H	OCH₃	OCH₃	OCH₃	H	OCH₃	OCH₃
Nobiletin (60):	H	OCH₃	OCH₃	OCH₃	OCH₃	OCH₃	OCH₃
Tangeretin (68):	H	OCH₃	OCH₃	OCH₃	OCH₃	H	OCH₃

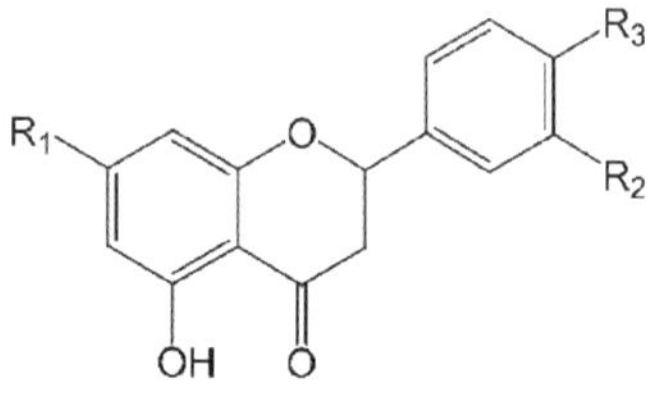

	R₁	R₂	R₃
Narirutin (8):	ORut	H	OH
Eriocitrin/Neoeriocitrin (12):	ORut/ONeo	OH	OH
Naringin (17):	ONeo	H	OH
Hesperidin (21):	ORut	OH	OCH₃
Homoeriodictyol (22):	OH	OCH₃	OH
Neohesperidin (24):	ONeo	OH	OCH₃
Isosakuranetin (27):	OH	H	OCH₃
Poncirin (28):	ONeo	H	OCH₃
Neoponcirin (29):	ORut	H	OCH₃
Naringenin (36):	OH	H	OH
Hesperetin (42):	OH	OH	OCH₃

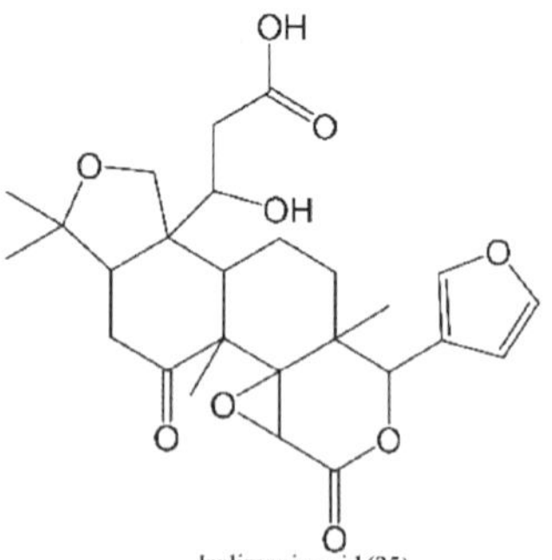

Isolimonic acid (25)

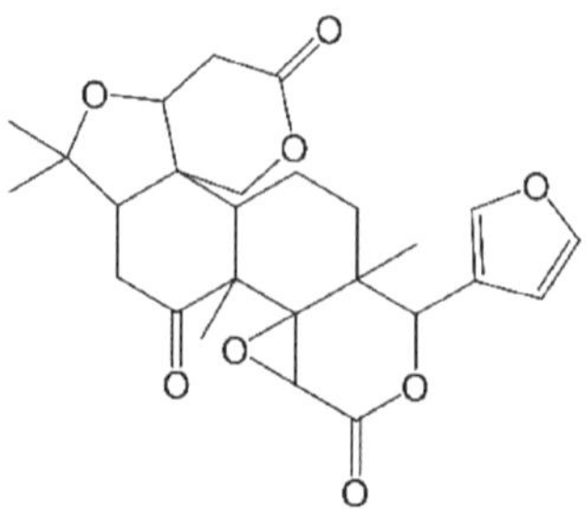

Limonin (56)

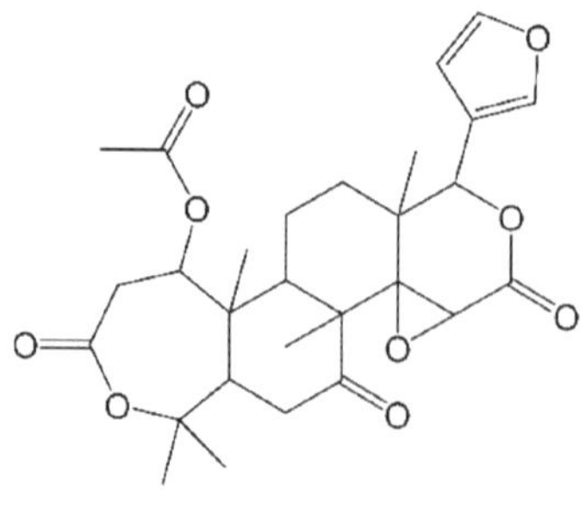

Nomilin (61)

Glc：葡萄糖；Rut：芸香糖；Neo：新橙皮糖

图 2-5　陈皮样品中主要化合物的结构式

表2-6　广陈皮化学成分鉴定

序号	化合物名称	分子式	RT/min	$[M+H]^+$ (m/z) (Error, 10^{-6})*	$[M-H]^-$ (m/z) (Error, 10^{-6})	正模式二级碎片$(m/z)^b$	负模式二级碎片$(m/z)^b$
	黄酮-C-碳苷 Flavone-C-glycosides						
5	木犀草素-6,8-二-C-葡萄糖苷 Luteolin-6,8-di-C-glucoside^c	$C_{27}H_{30}O_{16}$	5.45	611.1611 (0.8)	609.1461 (0.1)	593.1507 $[M+H-H_2O]^+$, 575.1388 $[M+H-2H_2O]^+$, 557.1289 $[M+H-3H_2O]^+$, 473.1072 $[M+H-C_4H_8O_4-H_2O]^+$, 353.0647 $[M+H-2C_4H_8O_4-H_2O]^+$	519.1109 $[M-H-C_3H_6O_3]^-$, 489.1030 $[M-H-C_4H_8O_4]^-$, 399.0750 $[M-H-C_4H_8O_4-C_3H_6O_3]^-$, 369.0645 $[M-H-2C_4H_8O_4]^-$
6	维采宁-2^c (芹菜素-6,8-二-C-葡萄糖苷) Vicenin-2^c (Apigenin-6,8-di-C-glucoside)	$C_{27}H_{30}O_{15}$	5.92	595.1657 (-0.2)	593.1523 (0.6)	577.1549 $[M+H-H_2O]^+$, 559.1444 $[M+H-2H_2O]^+$, 541.1334 $[[M+H-3H_2O]^+$, 457.1105 $[M+H-C_4H_8O_4-H_2O]^+$, 337.0702 $[M+H-2C_4H_8O_4-H_2O]^+$	503.1275 $[M-H-C_3H_6O_3]^-$, 473.1144 $[M-H-C_4H_8O_4]^-$, 383.0817 $[M-H-C_4H_8O_4-C_3H_6O_3]^-$, 353.0696 $[M-H-2C_4H_8O_4]^-$
7	金圣草黄素-6,8-二-C-葡萄糖苷 Chrysoeriol-6,8-di-C-glucoside	$C_{28}H_{32}O_{16}$	6.12	625.1766 (0.4)	623.1644 (3.1)	607.1650 $[M+H-H_2O]^+$, 589.1550 $[M+H-2H_2O]^+$, 571.1447 $[M+H-3H_2O]^+$, 487.1211 $[M+H-C_4H_8O_4-H_2O]^+$, 367.0808 $[M+H-2C_4H_8O_4-H_2O]^+$	503.1270 $[M-H-C_4H_8O_4]^-$, 413.0931 $[M-H-C_4H_8O_4-C_3H_6O_3]^-$, 383.0811 $[M-H-2C_4H_8O_4]^-$
10	异红草苷^c (木犀草素-6-C-葡萄糖苷) Isoorientin^c (Luteolin-6-C-glucoside)	$C_{21}H_{20}O_{11}$	6.65	449.1081 (0.6)	447.0935 (0.6)	431.0954 $[M+H-H_2O]^+$, 413.0871 $[M+H-2H_2O]^+$, 395.0757 $[M+H-3H_2O]^+$, 329.0646 $[M+H-C_4H_8O_4]^+$, 299.0551 $[M+H-C_8H_6O_3]^+$	357.0630 $[M-H-C_3H_6O_3]^-$, 327.0510 $[M-H-C_4H_8O_4]^-$

续上表

序号	化合物名称	分子式	RT/min	$[M+H]^+$ (m/z) (Error, 10^{-6})[a]	$[M-H]^-$ (m/z) (Error, 10^{-6})	正模式二级碎片 (m/z)[b]	负模式二级碎片 (m/z)[b]
	荭草苷[c]						
11	(木犀草素 - 8 - C - 葡萄糖苷) Orientin[c] (Luteolin - 8 - C - glucoside)	$C_{21}H_{20}O_{11}$	6.89	449.1079 (0.2)	447.0933 (-0.1)	431.0941 $[M+H-H_2O]^+$, 413.0864 $[M+H-2H_2O]^+$, 395.0758 $[M+H-3H_2O]^+$, 329.0654 $[M+H-C_4H_8O_4]^+$, 299.0534 $[M+H-C_5H_6O_3]^+$	357.0536 $[M-H-C_3H_6O_3]^-$, 327.0533 $[M-H-C_4H_8O_4]^-$
13	芹菜素 - 8 - C - 葡萄糖苷 Apigenin - 8 - C - glucoside	$C_{21}H_{20}O_{10}$	7.45	433.1128 (-0.4)	431.080 (-0.9)	415.0999 $[M+H-H_2O]^+$, 397.0927 $[M+H-2H_2O]^+$, 379.0814 $[M+H-3H_2O]^+$, 313.0712 $[M+H-C_4H_8O_4]^+$, 283.0600 $[M+H-C_5H_6O_3]^+$	341.0720 $[M-H-C_3H_6O_3]^-$, 311.0633 $[M-H-C_4H_8O_4]^-$, 283.0656 $[M-H-C_4H_8O_4-CO]^-$
16	香叶木素 - 6 - C - 葡萄糖苷 Diosmetin - 6 - C - glucoside	$C_{22}H_{22}O_{11}$	7.85	463.1232 (-0.6)	461.1092 (0.6)	445.1140 $[M+H-H_2O]^+$, 427.1041 $[M+H-2H_2O]^+$, 409.0927 $[M+H-3H_2O]^+$, 343.0811 $[M+H-C_4H_8O_4]^+$, 313.0705 $[M+H-C_5H_6O_3]^+$	371.0751 $[M-H-C_3H_6O_3]^-$, 341.0663 $[M-H-C_4H_8O_4]^-$, 298.0497 $[M-H-C_4H_8O_4-CO-CH_3]^-$
	黄烷酮 - O - 糖苷 Flavanone - O - glycosides						
8	芸香柚皮苷 Narirutin[c]	$C_{27}H_{32}O_{14}$	6.16	581.1846 (-3.2)	579.1714 (-0.9)	419.1089 $[M+H-Glc]^+$, 273.0751 $[M+H-Glc-Rha]^+$, 153.0177 $[M+H-Glc-Rha-C_8H_8O]^+$	271.0624 $[M-H-Glc-Rha]^-$, 151.0044 $[M-H-Rha-Glc-C_8H_8O]^-$
12	圣草苷[c]/圣草次苷 Neoeriocitrin[c]/eriocitrin	$C_{27}H_{32}O_{15}$	7.17	597.1798 (-2.6)	595.1671 (0.4)	289.0695 $[M+H-Glc-Rha]^+$	287.0574 $[M-H-Glc-Rha]^-$, 151.0042 $[M-H-Rha-Glc-C_8H_8O_2]^-$

续上表

序号	化合物名称	分子式	RT/min	$[M+H]^+$ (m/z) (Error, 10^{-6})[a]	$[M-H]^-$ (m/z) (Error, 10^{-6})	正模式二级碎片 (m/z)[b]	负模式二级碎片 (m/z)[b]
17	柚皮苷[a, c] Naringin	$C_{27}H_{32}O_{14}$	7.97	581.1856 (−1.6)	579.1727 (0.7)	273.0756 $[M+H-Rha-Glc]^+$, 153.017 $[M+H-Rha-Glc-C_8H_8O]^+$	271.0622 $[M-H-Rha-Glc]^-$, 151.0045 $[M-H-Rha-Glc-C_8H_8O]^-$
21	橙皮苷[a, c] Hesperidin	$C_{28}H_{34}O_{15}$	8.38	611.1969 (−0.3)	609.1831 (1.0)	449.1428 $[M+H-Glc]^+$, 303.0846 $[M+H-Rha-Glc]^+$, 153.0169 $[M+H-Rha-Glc-C_9H_{10}O_2]^+$	301.0712 $[M-H-Rha-Glc]^-$, 286.0494 $[M-H-Rha-Glc-CH_3]^-$
24	新橙皮苷[a] Neohesperidin	$C_{28}H_{34}O_{15}$	8.64	611.1958 (−2.1)	609.1819 (−0.9)	449.2692 $[M+H-Rha]^+$, 303.1714 $[M+H-Rha-Glc]^+$, 153.0629 $[M+H-Rha-Glc-C_9H_{10}O_2]^+$	301.0727 $[M-H-Rha-Glc]^-$, 286.0507 $[M-H-Rha-Glc-CH_3]^-$
28	枸橘苷[a] Poncirin	$C_{28}H_{34}O_{14}$	10.31	595.2015 (−1.1)	593.1889 (2.3)	287.0926 $[M+H-Glc-Rha]^+$, 153.0190 $[M+H-Glc-Rha-C_9H_{10}O]^+$	285.0780 $[M-H-Glc-Rha]^-$
29	新柚橘苷 (异樱花素-7-O-芸香糖苷) Neoponcirin (Isosakuranetin-7-O-rutinoside)	$C_{28}H_{34}O_{14}$	10.49	595.2011 (−1.5)	593.1881 (0.9)	287.1736 $[M+H-Glc-Rha]^+$, 153.0650 $[M+H-Glc-Rha-C_9H_{10}O]^+$	285.0781 $[M-H-Glc-Rha]^-$
32	Melitidin	$C_{33}H_{40}O_{18}$	11.91	725.2285 (−0.3)	ND	419.1330, 404.1095	ND
	黄酮-O-糖苷 Flavone-O-glycosides						
14	芦丁[a, c] Rutin	$C_{27}H_{30}O_{16}$	7.25	611.1603 (−0.5)	609.1487 (2.9)	465.1072 $[M+H-Rha]^+$, 303.0500 $[M+H-Rha-Glc]^+$	301.0362 $[M-H-Rha-Glc]^-$
15	忍冬苷[c] Lonicerin	$C_{27}H_{30}O_{15}$	7.30	595.1659 (0.2)	593.1524 (1.9)	449.1071 $[M+H-Rha]^+$, 287.0540 $[M+H-Glc-Rha]^+$	285.0420 $[M-H-Glc-Rha]^-$

续上表

序号	化合物名称	分子式	RT/min	$[M+H]^+$ (m/z) (Error, 10^{-6})*	$[M-H]^-$ (m/z) (Error, 10^{-6})	正模式二级碎片 (m/z)[b]	负模式二级碎片 (m/z)[b]
18	野漆树苷[a,c] Rhoifolin[a,c]	$C_{27}H_{30}O_{14}$	8.00	579.1713 (0.7)	577.1563 (0.1)	433.1126 $[M+H-Rha]^+$, 271.0591 $[M+H-Rha-Glc]^+$	269.0475 $[M-H-Rha-Glc]^-$
19	香叶木苷 Diosmin[c]	$C_{28}H_{32}O_{15}$	8.17	609.1807 (−0.9)	607.1679 (1.7)	463.1226 $[M+H-Rha]^+$, 301.0703 $[M+H-Rha-Glc]^+$, 286.0470 $[M+H-Rha-Glc-CH_3]^+$	299.0579 $[M-H-Glc-Rha]^-$, 284.0345 $[M-H-Glc-Rha-CH_3]^-$
20	新地奥斯明 Neodiosmin	$C_{28}H_{32}O_{15}$	8.30	609.1792 (−0.9)	607.1700 (3.1)	463.1218 $[M+H-Rha]^+$, 301.0691 $[M+H-Rha-Glc]^+$, 286.0463 $[M+H-Rha-Glc-CH_3]^+$	299.0579 $[M-H-Glc-Rha]^-$, 284.0344 $[M-H-Glc-Rha-CH_3]^-$
	黄烷酮苷元 Flavanone aglycones						
22	高圣草酚[c] Homoeriodictyol[c]	$C_{16}H_{14}O_6$	8.38	303.0861 (−0.7)	301.0716 (−0.4)	153.0169 $[M+H-C_9H_{10}O_2]^+$, 117.0340 $[M+H-C_9H_{10}O_2-2H_2O]^+$	286.0461 $[M-H-CH_3]^-$, 151.0016 $[M-H-C_9H_{10}O_2]^-$
27	异樱花素[c] Isosakuranetin[c]	$C_{16}H_{14}O_5$	10.31	287.0911 (−1.1)	285.0771 (0.9)	153.0185 $[M+H-C_9H_{10}O]^+$, 133.0641 $[M+H-C_7H_4O_4]^+$, 161.0596	243.0703 $[M-H-C_2H_2O]^-$, 151.0027 $[M-H-C_9H_{10}O]^-$
37	柚皮素[a,c] Naringenin[a,c]	$C_{15}H_{12}O_5$	12.92	273.0750 (−1.4)	271.0621 (0.5)	153.0175 $[M+H-C_8H_8O]^+$, 147.0445, 119.0497	151.0041 $[M-H-C_8H_8O]^-$, 119.0494 $[M-H-C_7H_4O_4]^-$, 107.0167 $[M-H-C_8H_8O-CO_2]^-$
42	金圣草黄素[c] Chrysoeriol[c]	$C_{16}H_{12}O_6$	13.53	301.0701 (−2.0)	299.0470 (4.9)	286.0470 $[M+H-CH_3]^+$, 258.0505 $[M+H-CH_3-CO]^+$, 229.0482 $[M+H-CO_2-CO]^+$, 153.0165 $[M+H-C_8H_8O_2]^+$	284.0233 $[M-H-CH_3]^-$, 256.0258 $[M-H-CH_3-CO]^-$, 150.9958 $[M+H-C_9H_8O_2]^-$

续上表

序号	化合物名称	分子式	RT/min	[M+H]$^+$ (m/z) (Error, 10^{-6})^a	[M-H]$^-$ (m/z) (Error, 10^{-6})	正模式二级碎片(m/z)^b	负模式二级碎片(m/z)^b
43	橙皮素^{a,c} Hesperetin^{a,c}	$C_{16}H_{14}O_6$	13.59	303.0854 (-2.7)	301.0719 (0.6)	177.0544, 153.0178 [M+H-$C_9H_{10}O_2$]$^+$	286.0410 [M-H-CH_3]$^-$, 151.0046 [M-H-$C_9H_{10}O_2$]$^-$
	多甲氧基黄酮(PMFs) Polymethoxyflavones (PMFs)						
26	5,3'-二羟基-7,4'-二甲氧基黄酮^c 5,3'-dihydroxy-7,4'-dimethoxyflavone^c	$C_{17}H_{14}O_6$	9.15	315.0858 (-1.8)	ND	300.0637 [M+H-CH_3]$^+$, 285.0405 [M+H-2CH_3]$^+$, 136.0154 [M+H-CH_3,-$C_9H_8O_3$]$^+$	ND
30	7-羟基-3,5,6,8-四甲氧基黄酮 7-hydroxy-3,5,6,8-tetramethoxyflavone	$C_{19}H_{18}O_7$	11.19	359.1123 (-0.6)	ND	344.0906 [M+H-CH_3]$^+$, 329.0648 [M+H-2CH_3]$^+$, 301.0718 [M+H-2CH_3,-CO]$^+$, 298.0828 [M+H-CH_3,-CO-H_2O]$^+$	ND
33	单羟基-三甲氧基黄酮 Monohydroxy-trimethoxyflavone	$C_{18}H_{16}O_6$	11.80	329.1020 (0)	ND	314.0794 [M+H-CH_3]$^+$, 299.0556 [M+H-2CH_3]$^+$, 271.0607 [M+H-2CH_3,-CO]$^+$, 181.0126, 153.0175	ND
34	7-羟基-5,6,8,4'-四甲氧基黄酮^c 7-hydroxy-5,6,8,4'-tetramethoxyflavone^c	$C_{19}H_{18}O_7$	12.22	359.1123 (-0.8)	ND	344.0882 [M+H-CH_3]$^+$, 329.0654 [M+H-2CH_3]$^+$, 301.0705 [M+H-2CH_3,-CO]$^+$, 181.0110, 53.0179	ND
35	单羟基-三甲氧基黄酮 Monohydroxy-trimethoxyflavone	$C_{18}H_{16}O_6$	12.45	329.1020 (0.3)	ND	314.0771 [M+H-CH_3]$^+$, 299.0558 [M+H-2CH_3]$^+$, 271.0601 [M+H-2CH_3,-CO]$^+$, 268.0734 [M+H-CH_3,-CO-H_2O]$^+$, 136.0148	ND

续上表

序号	化合物名称	分子式	RT/min	[M+H]$^+$ (m/z) (Error, 10^{-6})*	[M-H]$^-$ (m/z) (Error, 10^{-6})	正模式二级碎片(m/z)^b	负模式二级碎片(m/z)^b
36	5-羟基-3,6,7,8-四甲氧基黄酮 5-hydroxy-3,6,7,8-tetramethoxyflavone	$C_{19}H_{18}O_7$	12.68	359.1126 (0.2)	ND	344.0920 [M+H-CH$_3$]$^+$, 326.0795 [M+H-CH$_3$-H$_2$O]$^+$, 298.0848 [M+H-CH$_3$-CO-H$_2$O]$^+$, 270.0886 [M+H-C$_7$H$_6$]$^+$, 162.0675	ND
38	单羟基-二甲氧基黄酮 Monohydroxy-dimethoxyflavone	$C_{17}H_{14}O_5$	13.1	299.0909 (-1.4)	ND	284.0677 [M+H-CH$_3$]$^+$, 256.0707 [M+H-CO-CH$_3$]$^+$	ND
39	单羟基-三甲基黄酮 Monohydroxy-trimethoxyflavone	$C_{18}H_{16}O_6$	13.14	329.1017 (-1.0)	ND	314.0788 [M+H-CH$_3$]$^+$, 299.0537 [M+H-2CH$_3$]$^+$, 268.0710 [M+H-CH$_3$-CO-H$_2$O]$^+$, 153.0158	ND
40	4'-羟基-5,6,7,8-四甲氧基黄酮 4'-hydroxy-5,6,7,8-tetramethoxyflavone	$C_{19}H_{18}O_7$	13.21	359.1125 (0.1)	ND	344.0903 [M+H-CH$_3$]$^+$, 329.0661 [M+H-2CH$_3$]$^+$, 326.0791 [M+H-CH$_3$-H$_2$O]$^+$, 301.0707 [M+H-2CH$_3$-CO]$^+$, 298.0838 [M+H-CH$_3$-CO-H$_2$O]$^+$	ND
44	6-羟基-5,7,8,4'-四甲氧基黄酮 6-hydroxy-5,7,8,4'-tetramethoxyflavone	$C_{19}H_{18}O_7$	13.68	359.1126 (0.1)	ND	344.0894 [M+H-CH$_3$]$^+$, 329.0665 [M+H-2CH$_3$]$^+$, 301.0706 [M+H-2CH$_3$-CO]$^+$, 298.0831 [M+H-CH$_3$-CO-H$_2$O]$^+$, 227.0717, 153.0179	ND

续上表

序号	化合物名称	分子式	RT/min	[M+H]⁺ (m/z) (Error, 10⁻⁶)*	[M−H]⁻ (m/z) (Error, 10⁻⁶)	正模式二级碎片 (m/z)ᵇ	负模式二级碎片 (m/z)ᵇ
45	5,6,7,3',4'-五甲氧基黄烷酮 5,6,7,3',4'-pentamethoxyflavanone	$C_{20}H_{22}O_7$	13.94	375.1437 (−0.4)	ND	211.0593 $[M+H-C_{10}H_{10}O_2]^+$, 196.0364 $[M+H-C_{10}H_{10}O_2-CH_3]^+$, 150.0309 $[M+H-C_{10}H_{10}O_2-CO-CH_3-H_2O]^+$	ND
46	7-羟基-5,6,8,3',4'-五甲氧基黄酮 7-hydroxy-5,6,8,3',4'-pentamethoxyflavone	$C_{20}H_{20}O_8$	14.10	389.1232 (0.2)	ND	374.1000 $[M+H-CH_3]^+$, 359.0759 $[M+H-2CH_3]^+$, 341.0663 $[M+H-2CH_3-H_2O]^+$, 197.0084 $[M+H-C_{10}H_{10}O_2-2CH_3]^+$	ND
47	5-羟基-6,7,8,4'-四甲氧基黄酮 5-hydroxy-6,7,8,4'-tetramethoxyflavone	$C_{19}H_{18}O_7$	14.37	359.1124 (−0.5)	ND	344.0906 $[M+H-CH_3]^+$, 329.0664 $[M+H-2CH_3]^+$, 311.0542 $[M+H-2CH_3-H_2O]^+$, 283.0617, 211.0249, 183.0299	ND
48	异橙黄酮ᶜ (3',4',5,7,8-五甲氧基黄酮) Isosinensetinᶜ (3',4',5,7,8-Pentamethoxyflavone)	$C_{20}H_{20}O_7$	14.63	373.1285 (0.8)	ND	358.1030 $[M+H-CH_3]^+$, 343.0795 $[M+H-2CH_3]^+$, 315.0838 $[M+H-2CH_3-CO]^+$	ND
49	3'-羟基-5,6,7,8,4'-五甲氧基黄酮/4'-羟基-5,6,7,8,3'-五甲氧基黄酮 3'-hydroxy-5,6,7,8,4'-pentamethoxyflavone/4'-hydroxy-5,6,7,8,3'-pentamethoxyflavone	$C_{20}H_{20}O_8$	14.87	389.1229 (−0.5)	ND	374.0992 $[M+H-CH_3]^+$, 359.0751 $[M+H-2CH_3]^+$, 344.0529 $[M+H-3CH_3]^+$, 211.0230 $[M+H-C_9H_8O_2-2CH_3]^+$	ND

续上表

序号	化合物名称	分子式	RT/min	[M+H]⁺ (m/z) (Error, 10⁻⁶)ᵃ	[M−H]⁻ (m/z) (Error, 10⁻⁶)	正模式二级碎片 (m/z)ᵇ	负模式二级碎片 (m/z)ᵇ
50	单羟基-五甲氧基黄烷酮 Monohydroxy–pentamethoxyflavanone	$C_{20}H_{22}O_8$	15.09	391.1385 (0.6)	ND	241.0693 $[M+H-C_9H_{10}O_2]^+$, 226.0458 $[M+H-C_9H_{10}O_2-CH_3]^+$, 211.0221 $[M+H-C_9H_{10}O_2-2CH_3]^+$, 183.0272 $[M+H-C_9H_{10}O_2-2CH_3-CO]^+$	ND
51	单羟基-六甲氧基黄酮 Monohydroxy–hexamethoxyflavone	$C_{21}H_{22}O_9$	15.63	419.1329 (−1.2)	ND	404.1103 $[M+H-CH_3]^+$, 389.0870 $[M+H-2CH_3]^+$	ND
52	5,7,3′,4′-四甲氧基黄酮 5,7,3′,4′-tetramethoxyflavone	$C_{19}H_{18}O_6$	15.64	343.1175 (−0.5)	ND	328.0955 $[M+H-CH_3]^+$, 327.0861 $[M+H-CH_4]^+$, 312.0625 $[M+H-CH_4-CH_3]^+$, 299.0918 $[M+H-CH_4-CO]^+$, 283.0597 $[M+H-2CH_4-CO]^+$, 167.0332	ND
53	5-羟基-7,8,3′,4′-四甲氧基黄酮 5–hydroxy–7,8,3′,4′-tetramethoxyflavone	$C_{19}H_{18}O_7$	15.78	359.1119 (1.2)	ND	344.0887 $[M+H-CH_3]^+$, 329.0664 $[M+H-2CH_3]^+$, 311.0542 $[M+H-2CH_3-H_2O]^+$, 197.0073 $[M+H-C_{10}H_{10}O_2]^+$, 169.012 $[M+H-C_{10}H_{10}O_2-CO]^+$, 133.0435	ND
54	橙黄酮[a,c] (5,6,7,3′,4′-五甲氧基黄酮) Sinensetin[a,c] (5,6,7,3′,4′-Pentamethoxyflavone)	$C_{20}H_{20}O_7$	16.09	373.1283 (0.2)	ND	358.1038 $[M+H-CH_3]^+$, 357.0951 $[M+H-CH_4]^+$, 343.0790 $[M+H-2CH_3]^+$, 315.0847 $[M+H-2CH_3-CO]^+$, 313.0094 $[M+H-4CH_3]^+$	ND

续上表

序号	化合物名称	分子式	RT/min	$[M+H]^+$ (m/z) (Error, 10^{-6})*	$[M-H]^-$ (m/z) (Error, 10^{-6})	正模式二级碎片 $(m/z)^b$	负模式二级碎片 $(m/z)^b$
55	5,6,7,4'-四甲氧基黄酮 5,6,7,4'-tetramethoxyflavone	$C_{19}H_{18}O_6$	16.28	343.1184 (1.3)	ND	328.0923 $[M+H-CH_3]^+$, 313.0692 $[M+H-2CH_3]^+$, 285.0754, 153.0176	ND
57	5,7,8,3',4'-五甲氧基黄烷酮 5,7,8,3',4'-pentamethoxyflavanone	$C_{20}H_{22}O_7$	16.53	375.1441 (0.8)	ND	211.0585 $[M+H-C_{10}H_{10}O_2]^+$, 196.0356 $[M+H-C_{10}H_{10}O_2-CH_3]^+$, 168.0406 $[M+H-C_{11}H_{10}O_3-CH_3]^+$	ND
58	5,6,7,8,3',4'-六甲氧基黄烷酮 5,6,7,8,3',4'-hexamethoxyflavanone	$C_{21}H_{24}O_8$	17.33	405.1550 (0.8)	ND	241.0704 $[M+H-C_{10}H_{10}O_2]^+$, 226.0466 $[M+H-C_{10}H_{10}O_2-CH_3]^+$, 211.0231 $[M+H-C_{10}H_{10}O_2-2CH_3]^+$	ND
59	二羟基-三甲氧基黄酮 Dihydroxy-trimethoxyflavone	$C_{18}H_{16}O_7$	17.38	345.0967 (-0.5)	ND	330.0734 $[M+H-CH_3]^+$, 315.0510 $[M+H-2CH_3]^+$, 301.0710 $[M+H-CO_2]^+$	ND
60	5,7,4'-三甲基黄酮 5,7,4'-Trimethoxyflavone	$C_{18}H_{16}O_5$	17.45	313.1067 (-1.1)	ND	298.0840 $[M+H-CH_3]^+$, 270.0885 $[M+H-CO-CH_3]^+$, 269.0811 $[M+H-CO_2]^+$	ND
61	川陈皮素[a,c] (5,6,7,8,3',4'-六氧基黄酮) Nobiletin[a,c] (5,6,7,8,3',4'-hexamethoxyflavone)	$C_{21}H_{22}O_8$	17.67	403.1384 (-0.7)	ND	388.1138 $[M+H-CH_3]^+$, 373.0912 $[M+H-2CH_3]^+$, 358.0678 $[M+H-3CH_3]^+$, 330.0717 $[M+H-3CH_3-CO]^+$, 313.0700 $[M+H-4CH_3]^+$	ND
63	二羟基-四甲氧基黄酮 Dihydroxy-tetramethoxyflavone	$C_{19}H_{18}O_8$	17.79	375.1074 (-0.2)	ND	360.0861 $[M+H-CH_3]^+$, 345.0617 $[M+H-2CH_3]^+$, 327.0505 $[M+H-2CH_3-H_2O]^+$, 197.0072	ND

续上表

序号	化合物名称	分子式	RT/min	[M+H]⁺ (m/z) (Error, 10⁻⁶)*	[M-H]⁻ (m/z) (Error, 10⁻⁶)	正模式二级碎片(m/z)ᵇ	负模式二级碎片(m/z)ᵇ
64	5,7,8,4'-四甲氧基黄酮 5,7,8,4'-tetramethoxyflavone	$C_{19}H_{18}O_6$	18.49	343.1171 (-3.9)	ND	327.0867 $[M+H-CH_4]^+$, 313.0706 $[M+H-2CH_3]^+$, 285.0766 $[M+H-2CH_3-CO]^+$, 153.0185	ND
65	单羟基-四甲氧基黄烷酮 Monohydroxy-tetramethoxyflavanone	$C_{19}H_{20}O_7$	18.74	361.1277 (0.4)	ND	197.0438 $[M+H-C_{10}H_{12}O_2]^+$, 182.0206 $[M+H-C_{10}H_{12}O_2-CH_3]^+$, 136.0145	ND
66	3,5,6,7,8,3',4'-六甲氧基黄酮 3,5,6,7,8,3',4'-heptamethoxyflavone	$C_{22}H_{24}O_9$	18.62	433.1492 (-0.3)	ND	418.1237 $[M+H-CH_3]^+$, 403.1005 $[M+H-2CH_3]^+$, 385.0901 $[M+H-2CH_3-H_2O]^+$, 345.0595 $[M+H-4CH_3-CO]^+$	ND
67	5-羟基-6,7,8,3',4'-五甲氧基黄烷酮 5-hydroxy-6,7,8,3',4'-pentamethoxy-flavanone	$C_{20}H_{22}O_8$	19.13	391.1378 (0.7)	ND	227.0544 $[M+H-C_{10}H_{12}O_2]^+$, 212.0313 $[M+H-C_{10}H_{12}O_2-CH_3]^+$, 194.0205 $[M+H-C_{10}H_{12}O_2-CH_3-H_2O]^+$	ND
68	单羟基-四甲氧基黄酮 Monohydroxy-tetramethoxyflavone	$C_{19}H_{18}O_7$	19.17	359.1123 (-0.7)	ND	344.0908 $[M+H-CH_3]^+$, 326.0800 $[M+H-CH_3-H_2O]^+$, 298.0847 $[M+H-CH_3-CO-H_2O]^+$, 162.0672	ND
69	橘皮素[a,c] (5,6,7,8,4'-五甲氧基黄酮) Tangeretin[a,c] (5,6,7,8,4'-pentamethoxyflavone)	$C_{20}H_{20}O_7$	19.41	373.1279 (-0.8)	ND	358.1027 $[M+H-CH_3]^+$, 343.0798 $[M+H-2CH_3]^+$, 328.0559 $[M+H-3CH_3]^+$, 325.0693 $[M+H-2CH_3-H_2O]^+$, 315.0849 $[M+H-2CH_3-CO]^+$	ND

续上表

序号	化合物名称	分子式	RT/min	[M+H]+ (m/z) (Error, 10^{-6})^a	[M-H]- (m/z) (Error, 10^{-6})	正模式二级碎片 (m/z)^b	负模式二级碎片 (m/z)^b
70	单羟基–四甲氧基黄酮 Monohydroxy–tetramethoxyflavone	$C_{19}H_{18}O_7$	20.07	359.1128 (0.7)	ND	344.0885 [M+H-CH_3]^+, 343.0812 [M+H-CH_4]^+, 315.0866 [M+H-CO2]^+, 298.0828 [M+H-CH_3,-CO-H_2O]^+, 164.0843	ND
71	5–羟基–6,7,8,3',4'–六甲氧基黄酮 5–hydroxy–6,7,8,3',4'–pentamethoxyflavone	$C_{20}H_{20}O_8$	20.75	389.1235 (1.0)	ND	374.1002 [M+H-CH_3]^+, 359.0759 [M+H-2CH_3]^+, 341.0658 [M+H-2CH_3,-H_2O]^+, 197.0084 [M+H-C_{10}H_{12}O_2,-2CH_3]^+	ND
72	柚皮黄素 (3–羟基–5,6,7,8,3',4'–六甲氧基黄酮) Natsudaidain (3–hydroxy–5,6,7,8,3',4'–hexamethoxyflaone)	$C_{21}H_{22}O_9$	21.83	419.1327 (-0.4)	ND	404.1111 [M+H-CH_3]^+, 389.0882 [M+H-2CH_3]^+, 371.0771 [M+H-2CH_3,-H_2O]^+, 361.0916 [M+H-2CH_3,-CO]^+, 165.0544	ND
73	单羟基–四甲氧基黄酮 Monohydroxy–tetramethoxyflavone	$C_{19}H_{18}O_7$	22.57	359.1119 (0.5)	ND	344.0906 [M+H-CH_3]^+, 329.0665 [M+H-2CH_3]^+, 301.0723 [M+H-2CH_3,-CO]^+, 286.0485 [M+H-3CH_3,-CO]^+, 197.0087	ND

生物碱类 Alkaloids

续上表

序号	化合物名称	分子式	RT/min	$[M+H]^+$ (m/z) (Error, 10^{-6})[a]	$[M-H]^-$ (m/z) (Error, 10^{-6})	正模式二级碎片 (m/z)[b]	负模式二级碎片 (m/z)[b]
1	辛弗林[a, c] Synephrine[a, c]	$C_9H_{13}NO_2$	2.48	168.1003 (-3.2)	ND	150.0910 $[M+H-H_2O]^+$, 135.0676 $[M+H-H_2O-CH_3]^+$, 119.0498 $[M+H-H_2O-CH_3,NH_2]^+$, 107.0499 $[M+H-H_2O-CH_3,-CNH_2]^+$, 91.0556, 77.0406, 65.0412	ND
2	N-甲基酪胺[a] N-methyltyramine[a]	$C_9H_{13}NO$	3.18	152.1064 (-4.5)	ND	121.0648 $[M+H-CH_3,NH_2]^+$, 103.0550 $[M+H-CH_3,NH_2,-H_2O]^+$, 91.0556, 77.0406	ND
31	枸橼苦素 Ⅲ Citrusin Ⅲ	$C_{36}H_{53}N_7O_9$	11.47	728.3982 (0.7)	ND	700.3999 $[M+H-CO]^+$, 587.3165, 474.2333	ND
41	枸橼苦素 Ⅰ Citrusin Ⅰ	$C_{34}H_{53}N_7O_9$	13.36	704.3972 (-0.8)	ND	686.3867 $[M+H-H_2O]^+$, 555.2971	ND
	柠檬苦素类 Limonoids						
25	异柠檬尼酸[c] Isolimonic acid[c]	$C_{26}H_{32}O_9$	8.99	489.2115 (-0.9)	487.192 (3.1)	ND	347.1886 $[M-H-2H_2O-CH_3COOH-CO_2]^-$
56	柠檬苦素[c] Limonin[c]	$C_{26}H_{30}O_8$	16.44	471.2012 (-0.4)	469.1876 (1.8)	453.1932 $[M+H-H_2O]^+$, 425.1965 $[M+H-CH_2O_2]^+$, 367.1890 $[M+H-CH_2O_2-2CH_3-CO]^+$, 161.0597	229.1231
62	诺米林[c] Nomilin[c]	$C_{28}H_{34}O_9$	17.76	515.2271 (-1.0)	513.2135 (1.0)	469.2201 $[M+H-CH_2O_2]^+$, 411.2150 $[M+H-CH_2O_2-2CH_3-H_2O]^+$, 161.0588	453.1925 $[M-H-CH_3COOH]^-$

续上表

序号	化合物名称	分子式	RT/min	$[M+H]^+$ (m/z) (Error, 10^{-6})*	$[M-H]^-$ (m/z) (Error, 10^{-6})	正模式二级碎片(m/z)[b]	负模式二级碎片(m/z)[b]
	有机酸类 Organic acids						
3	咖啡酰葡萄糖 Caffeoyl-glucose	$C_{15}H_{18}O_9$	5.00	ND	341.0891 (3.9)	ND	179.0360 $[M-H-Glc]^-$, 161.0249 $[M-H-Glc-H_2O]^-$
4	香草酸 Vanillic acid[c]	$C_8H_8O_4$	5.12	169.0486 (-4.1)	167.0350 (0.3)	ND	152.0111 $[M-H-CH_3]^-$, 108.0217 $[M-H-CH_3-CO_2]^-$
9	咖啡酸 Caffeic acid[c]	$C_9H_8O_4$	6.77	ND	179.0355 (0.2)	ND	135.0428 $[M-H-CO_2]^-$
23	阿魏酸 Ferulic acid[a, c]	$C_{10}H_{10}O_4$	8.31	ND	193.0516 (4.6)	ND	178.0237 $[M-H-CH_3]^-$, 134.0352 $[M-H-CH_3-CO_2]^-$

注：* (Error, 10^{-6}) 指误差为百万分之一；[b] 对照品确证；[b] 碎片丢失：Glc为葡萄糖，Rha为鼠李糖，ND表示没有检测到响应；[c] 谱库检索对照（中药质谱数据库1.0版本，美国AB Sciex公司）。

【成分分析】

（一）黄酮类成分分析

黄酮类化合物是广泛存在于柑橘类果实中的一类次生代谢产物[76]。其中，多数化合物具有显著的生物活性，如保肝、降压、抗炎、抗肿瘤、抗氧化和治疗心血管疾病等作用，临床应用广泛[77]。本研究共确证和指认了 61 种黄酮类化合物，包括 12 种黄酮氧苷类、7 种黄酮碳苷类、4 种黄酮苷元和 38 种多甲氧基黄酮类化合物。

1. 黄酮氧苷类成分的鉴定

黄酮氧苷类化合物是柑橘中常见的黄酮成分，其特征是双糖通过 A 环 C-7 位上的羟基与苷元连接。二糖可能是芸香糖（rhammosyl-α-1，6-glucose）或新橙皮糖（rhammosyl-α-1，2-glucose）[78-79]。在质谱中，黄酮氧苷类以断裂母核连接的糖配基为主，而黄酮母核主要以逆狄尔斯-阿德尔反应（Retro-Diels-Alder reaction，RDA 反应）裂解[80-81]。根据化合物的保留时间、精确分子量及质谱碎片离子，通过与对照品对照、裂解规律分析及参考文献[82-83]，共确证和指认了 8 种二氢黄酮氧苷类（化合物 8、化合物 12、化合物 17、化合物 21、化合物 24、化合物 28、化合物 29）和 5 种黄酮氧苷类（化合物 14、化合物 15、化合物 18、化合物 19、化合物 20）。

以化合物 21 为例，该化合物保留时间和质谱裂解行为与橙皮苷对照品一致，被确证为橙皮苷。在正模式下（图 2-6），其准分子离子峰 [M+H]$^+$ 为 m/z 611.1969（$C_{28}H_{34}O_{15}$）。对其碎片离子进行分析，m/z 345.0954 推测为准分子离子峰丢失一分子鼠李糖（146 Da）和 $C_4H_8O_4$（120 Da）所得；m/z 303.0846 推测为橙皮苷准分子离子连续丢失鼠李糖（146 Da）、葡萄糖（162 Da）基团后产生的子离子，亦即去质子化的橙皮素。去质子化的橙皮素发生 RDA 反应，其 C 环上的碳键 1、3 断裂，形成碎片离子 m/z 153.0169（$^{1,3}A^+$）（详见图 2-7）。

与化合物 21 相似，被确证为新橙皮苷的化合物 24，在正模式下（图 2-8），其准分子离子峰 [M+H]$^+$ 为 m/z 611.1958（$C_{28}H_{34}O_{15}$），其裂解行为与橙皮苷相似。对比两者的化学结构，橙皮苷与新橙皮苷仅在鼠李糖和葡萄糖间的连接类型上存在差异。类似的情况也存在于其他同分异构体中，如芸香柚皮苷与柚皮苷（化合物 8、化合物 17），香叶木苷与新香叶木苷（化合物 19、化合物 20），枸橘苷与新枸橘苷（化合物 28、化合物 29）。

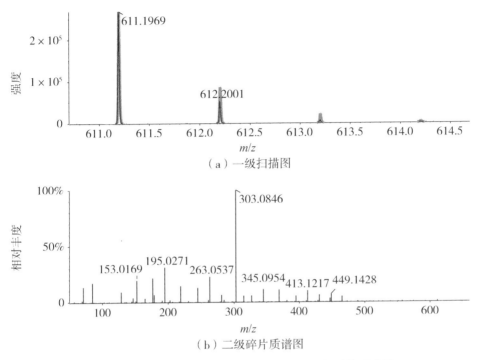

图2-6 化合物21正模式下一级扫描图及二级碎片质谱图

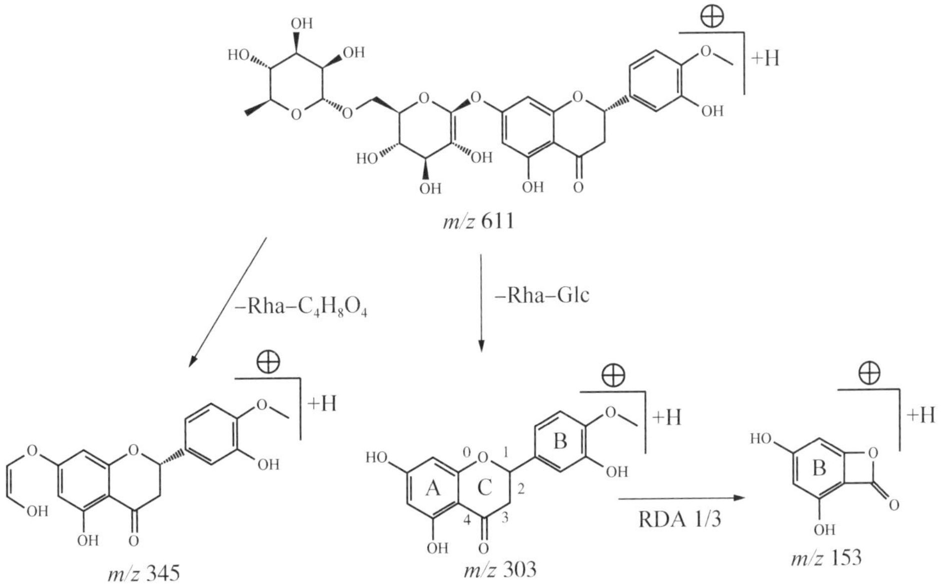

图2-7 橙皮苷的MS/MS碎裂模式

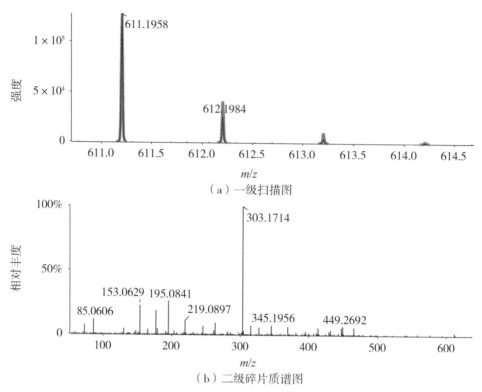

（a）一级扫描图

（b）二级碎片质谱图

图2-8 化合物24正模式下一级扫描图及二级碎片质谱图

2. 黄酮碳苷类成分的鉴定

黄酮碳苷类化合物是糖基以 C—C 键直接连接在黄酮母体上，糖基主要连接在 A 环 C-6 位或 C-8 位。与黄酮氧苷类化合物裂解规律不同，黄酮碳苷类化合物的裂解主要发生在糖环，而苷元不易裂解[84-85]。在正离子扫描模式下，黄酮碳苷类化合物主要产生由糖羟基连续脱水生成 $[M+H-n18\ Da]^+$ 的特征离子，六碳糖碳苷糖环裂解生成 $[M+H-120\ Da]^+$ 的特征碎片峰[86]，五碳糖碳苷糖环裂解生成 $[M+H-60\ Da]^+$ 的特征碎片峰。在负离子扫描模式下，六碳糖碳苷糖环裂解产生 $[M-H-90\ Da]^-$ 及 $[M-H-120\ Da]^-$ 的特征碎片峰[87]，五碳糖碳苷糖环裂解产生 $[M-H-60\ Da]^-$ 及 $[M-H-90\ Da]^-$ 的特征碎片峰。根据该裂解规律，本实验中共指认了 7 个黄酮碳苷类化合物（化合物 5、化合物 6、化合物 7、化合物 10、化合物 11、化合物 13、化合物 16）。

以化合物 5 为例，在正模式下（图 2-9），其准分子离子峰 $[M+H]^+$ 为 m/z 611.1611（$C_{27}H_{30}O_{16}$），对其碎片离子进行分析，观察到连续脱水的碎片离子 m/z 593.1507（$[M+H-H_2O]^+$）、575.1388（$[M+H-2H_2O]^+$）、557.1289（$[M+H-3H_2O]^+$），而 m/z 473.1072 推测为准分子离子峰同时失去一分子 H_2O 和一分

子 $C_4H_8O_4$（120 Da），m/z 353.0647 推测为准分子离子峰同时失去一分子 H_2O 和两分子 $C_4H_8O_4$（120 Da）。在负模式下（图 2 – 10），其准分子离子峰［M – H］⁻为 m/z 609.1461（$C_{27}H_{30}O_{16}$），对其碎片离子进行分析，m/z 519.1109，m/z 489.1070 分别为准分子离子峰失去一分子 $C_3H_6O_3$（90 Da）或一分子 $C_4H_8O_4$（120 Da），m/z 399.0750 推测为准分子离子峰失去一分子 $C_3H_6O_3$（90 Da）和一分子 $C_4H_8O_4$（120 Da），m/z 369.0645 推测为准分子离子峰失去两分子 $C_4H_8O_4$（120 Da）。根据该化合物的精确分子量、裂解行为和参考文献[82,88]，推测该化合物为木犀草素 – 6，8 – 二 – C – 葡萄糖苷。黄酮碳苷类在负离子扫描模式下比正离子扫描模式下的质谱特征更明显，以该化合物为例，黄酮二糖碳苷类化合物的质谱裂解规律示意图见图 2 – 11。

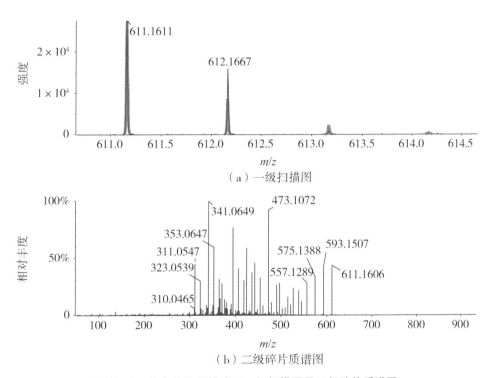

（a）一级扫描图

（b）二级碎片质谱图

图 2 – 9 化合物 5 正模式下一级扫描图及二级碎片质谱图

（a）一级扫描图

（b）二级碎片质谱图

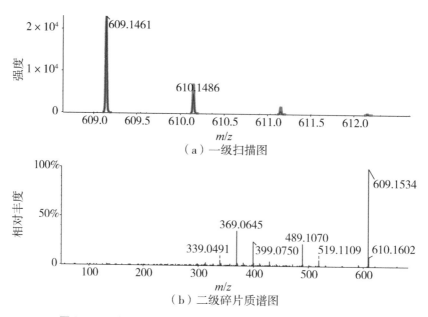

图 2－10　化合物 5 负模式下一级扫描图及二级碎片质谱图

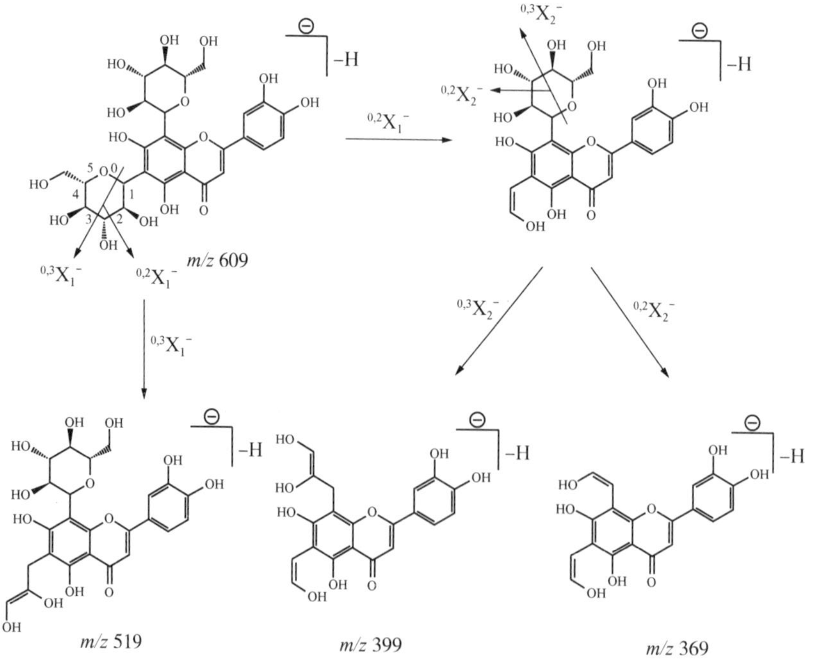

图 2－11　木犀草素－6，8－二－C－葡萄糖苷质谱特征离子及裂解示意

黄酮碳苷糖环的裂解和标记参照 Domon and Costello[89] 的方法。$^{k,j}X$ 表示仅发生了黄酮碳苷糖部分裂解而产生的碎片离子，其左上标 k 和 j 表示糖环裂解的位置，其右下标的位置标注 1 或 2，表示黄酮二糖碳苷第 1 个或第 2 个糖裂解。

3. 多甲氧基黄酮类成分的鉴定

陈皮中含有丰富的多甲氧基黄酮类成分，多甲氧基黄酮是芸香科柑橘属的特征性成分[83]。该类成分在黄酮母核基础上被不同数量的羟基或甲氧基取代，在电喷雾这种软电离技术中，倾向于丢失甲基与水等中性小分子[90]。本研究中，共确证和指认了 38 种多甲氧基黄酮成分。以化合物 53 为例，在正离子模式下（图 2 - 12），其准分子离子峰 $[M+H]^+$ 为 m/z 373.1283（$C_{20}H_{20}O_7$），对其碎片离子进行分析，m/z 358.1038 推测为准分子离子峰丢失一分子 CH_3 产生，m/z 343.0790 推测为准分子离子峰丢失两分子 CH_3 产生，m/z 315.0847 推测为准分子离子峰同时丢失两分子 CH_3 和一分子 CO 产生。该化合物保留时间和质谱裂解行为与甜橙黄酮对照品一致，被确证为甜橙黄酮。

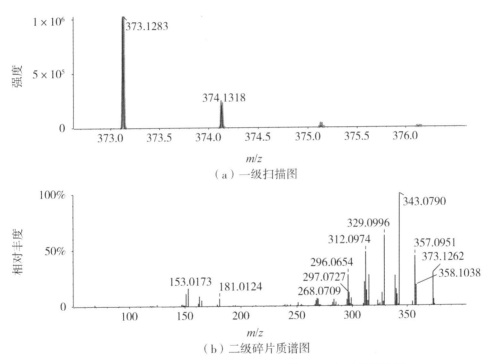

（a）一级扫描图

（b）二级碎片质谱图

图 2 - 12 化合物 53 正模式下一级扫描图及二级碎片质谱图

（二）其他成分分析

1. 生物碱类化合物的鉴定

陈皮所含生物碱包括苯乙胺类及环肽类，因结构中含有氮原子，易得到电子，所以在正模式下的响应更高，更易发生裂解。其中，苯乙胺类在电喷雾这种软电离技术下，容易丢失水和甲基等小分子，最后得到苄基离子 m/z 91，并进一步裂解得到苯环的特征离子 m/z 77，m/z 65[91]。以化合物 1 为例，在正模式下（图 2 - 13），其准分子离子峰 ［M + H］$^+$ 为 m/z 168.1003（$C_9H_{13}NO_2$），对其碎片离子进行分析，m/z 150.0910 推测为准分子离子峰丢失一分子 H_2O 产生；该离子进一步发生 α - 断裂，脱掉侧链的 CH_3 生成碎片离子 m/z 135.0676；离子 m/z 135.0676 再进一步脱掉侧链的 NH_2 生成碎片离子 m/z 119.0498，也可以脱掉侧链甲氨基生成 m/z 107.0499；离子 m/z 107.0499 进一步脱掉侧链羟基生成苄基离子 m/z 91.0556，再进一步裂解生成 m/z 77.0406。该化合物保留时间和质谱裂解行为与辛弗林对照品一致，被确证为辛弗林。根据上述二级质谱信息，绘制该化合物的质谱裂解途径，见图 2 - 14。化合物 2 在正模式下的准分子离子峰 ［M + H］$^+$ 为 m/z 152.1065（$C_9H_{13}NO$），比辛弗林相差 16 Da（O），其裂解规律与辛弗林相似，从二级图谱中得到子离子为 m/z 121.0648（［M + H − CH_3NH_2］$^+$），m/z 103.0550（［M + H − H_2O − CH_3NH_2］$^+$），m/z 91.0556，m/z 77.0406。该化合物保留时间和质谱裂解行为与 N - 甲基酪胺对照品一致，被确证为 N - 甲基酪胺。

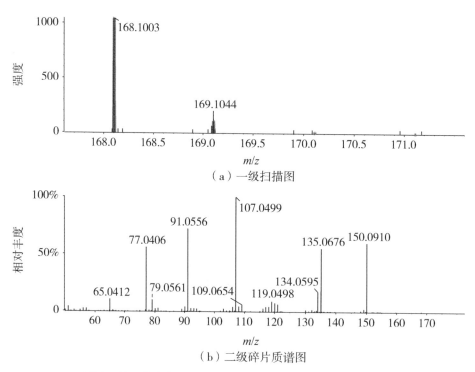

（a）一级扫描图

（b）二级碎片质谱图

图 2 - 13　化合物 1 正模式下一级扫描图及二级碎片质谱图

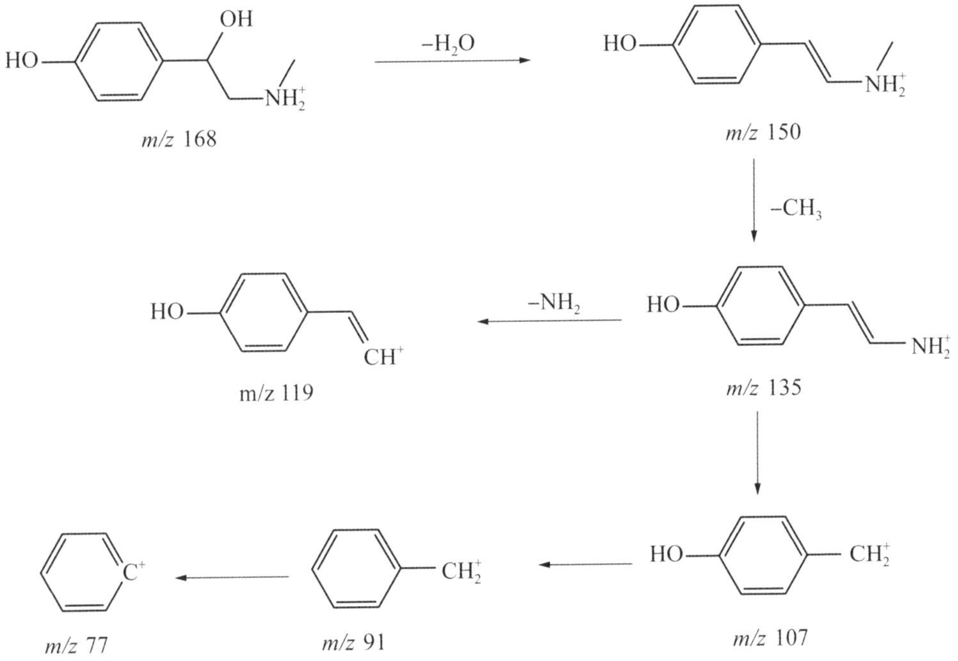

图 2－14　辛弗林质谱特征离子及裂解示意

此外，化合物 31 和化合物 40 在正模式下的准分子离子峰［M＋H］$^+$ 分别为 m/z 728.3982（$C_{36}H_{53}N_7O_9$）及 704.3972（$C_{34}H_{53}N_7O_9$）。根据参考文献[92-93]，这两种化合物可能是由氨基酸组成的环肽类化合物，故化合物 31 和化合物 40 分别指认为 citrusin Ⅲ 和 citrusin Ⅰ。

2. 柠檬苦素类化合物的鉴定

化合物 25 在负离子模式下（图 2－15）的准分子离子峰［M－H］$^-$ 为 m/z 487.1992（$C_{26}H_{32}O_9$）；化合物 56、化合物 61 在正模式下（图 2－16、图 2－17）的准分子离子峰［M＋H］$^+$ 分别为 m/z 471.2012（$C_{26}H_{30}O_8$）、m/z 515.2271（$C_{28}H_{34}O_9$）。这些化合物的质谱行为与文献中报道的柠檬苦素相似，易产生丢失 H_2O，CO，CO_2 或 CH_3COOH 的碎片离子的现象。根据化合物的精确分子量、质谱碎片及参考文献[94-95]，化合物 25、化合物 56 及化合物 61 分别指认为 Isolimonic acid、柠檬苦素和诺米林。

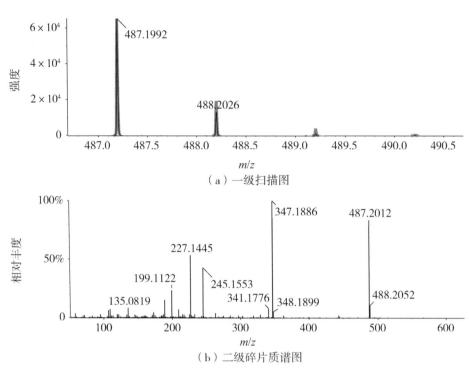

图2-15 化合物25负模式下一级扫描图及二级碎片质谱图

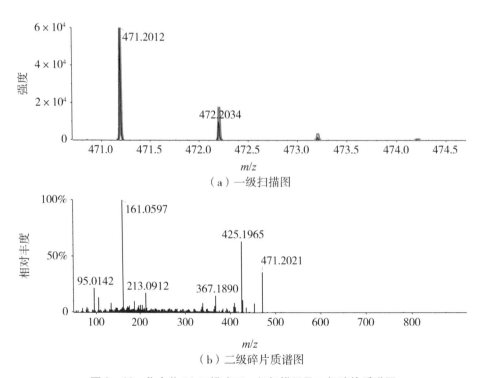

图2-16 化合物56正模式下一级扫描图及二级碎片质谱图

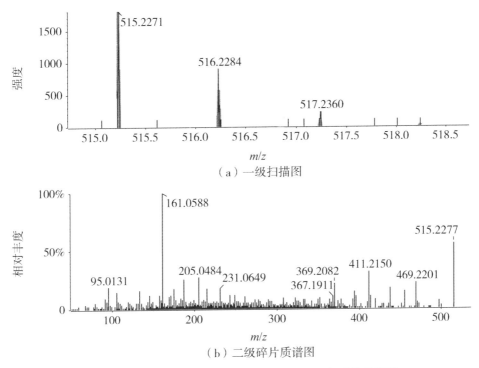

（a）一级扫描图

（b）二级碎片质谱图

图 2 - 17　化合物 61 正模式下一级扫描图及二级碎片质谱图

3. 有机酸类化合物的鉴定

化合物 3 在负模式下（图 2 - 18）的准分子离子峰为 m/z 341.0891（$C_{15}H_{18}O_9$），对其子离子进行分析，m/z 179.0360 推测为准分子离子峰丢失一分子葡萄糖（162Da）产生，该离子进一步丢失一分子 H_2O 即得到碎片离子 m/z 161.0249，根据化合物的精确分子量、质谱碎片[96]，推测化合物 3 为 caffeoyl - glucose。

化合物 4、化合物 9、化合物 23 在负模式下（图 2 - 19、图 2 - 20、图 2 - 21）的准分子离子峰 [M - H]⁻ 分别为 m/z 167.0350（$C_8H_8O_4$）、179.0355（$C_9H_8O_4$）、193.0516（$C_{10}H_{10}O_4$），根据化合物的精确分子量、质谱碎片及谱库检索结果，推测化合物 4、化合物 9、化合物 23 分别为香草酸、咖啡酸及阿魏酸。由于有机酸中含有羧基，故负模式下能观察到 [M - H - CO_2]⁻ 的碎片离子，而香草酸、阿魏酸结构中含甲氧基，故二级碎片中能观察到 [M - H - CH_3]⁻ 的碎片离子。

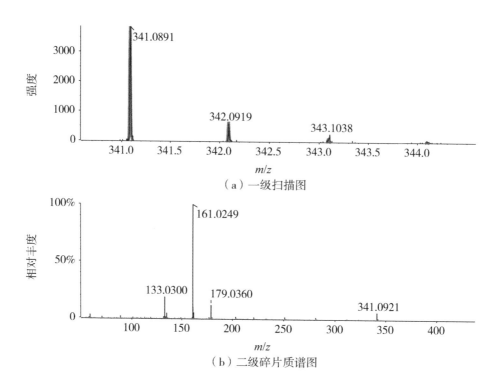

（a）一级扫描图

（b）二级碎片质谱图

图2-18 化合物3负模式下一级扫描图及二级碎片质谱图

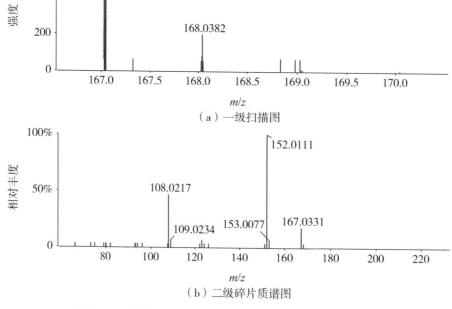

（a）一级扫描图

（b）二级碎片质谱图

图2-19 化合物4负模式下一级扫描图及二级碎片质谱图

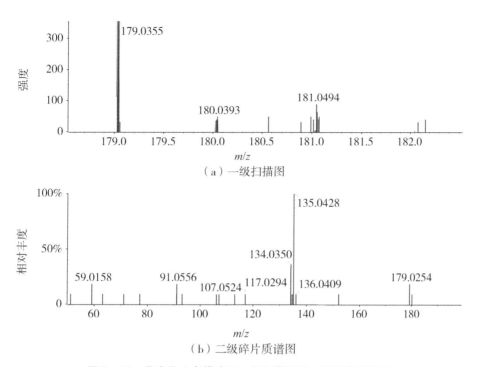

图 2-20 化合物 9 负模式下一级扫描图及二级碎片质谱图

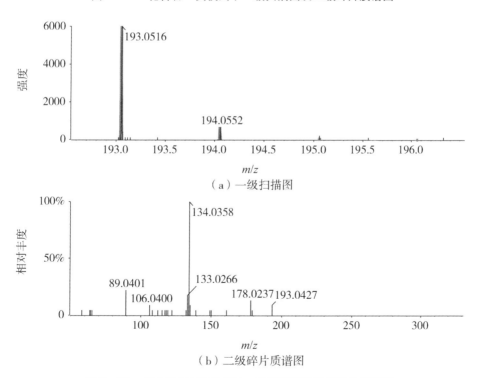

图 2-21 化合物 23 负模式下一级扫描图及二级碎片质谱图

（三）陈皮非挥发性成分的相对定量分析

由图2-22可知，不同来源的陈皮样品化学成分组成基本相同，但是相对含量具有差异，从数据上难以直观地发现不同来源陈皮的化学标志物，因此，需进一步采用多元统计分析方法对其进行分类。

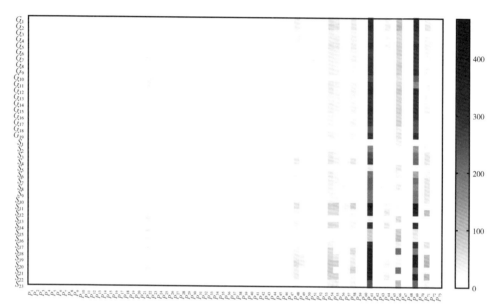

图2-22　陈皮样品化学成分相对峰面积热图

第四节　基于多元统计分析的不同来源陈皮
样品的比较研究

为更好地比较不同来源陈皮样品的异同点，本节使用SIMCA-P 13.0软件（瑞典Umetrics公司）分别对第二节、第三节中不同种源陈皮的GC-MS数据、LC-MS数据进行多元统计分析，包括主成分分析、聚类分析及正交偏最小二乘法判别分析；基于物质基础对不同来源的陈皮进行分类，并快速筛选出差异标志物，为陈皮鉴别、品质分类提供参考。

（一）分析方法

1. 主成分分析（principal component analysis，PCA）

主成分分析是一种常用的多变量数据分析方法。假设一组数据中样品数为 n，变量数为 m，我们可以想象成在 m 维空间中分布着 n 个点，每个样品的坐标由其对应的一组变量所确定。在本章实验中，无论是 HS – SPME – GC – MS 技术，还是 UFLC – Triple TOF – MS/MS 技术，均获得了不同来源的陈皮样品大量的化合物信息，得到的 m 数目较大，原始数据无法直观地发现样品或组别间的相似性或差异性。因此，可考虑用投影的方法对上述多维空间进行降维处理。主成分分析是基于投影技术的数据分析方法[97]。

根据最小二乘法的原理，可以找到一条直线，使多维空间里的所有样品距离该直线的残差平方和最小化，而投影的方向轴也反映了样本间的最大差异，从而获得第一个主成分（PC_1）；在此基础上，沿着直线垂直于第一主成分的方向寻找次之的显著差别，获得第二个主成分（PC_2）。如此反复，得到一组只有几个主成分的数学模型[97]，抛弃了细小、无序的差异，保留最大的、有序的差异，使数据化繁为简，更容易理解和展示。

2. 聚类分析（hierarchical cluster analysis，HCA）

聚类分析是用于研究事物分类的方法，它可以将一批样本或者变量通过性质的亲疏程度进行分类。该方法将多个数据按距离的远近分为若干类别，使得同类别的数据尽可能相似，不同类别间尽可能不具相似性。

主成分分析和聚类分析均是在不对样品分组的情况下进行的数据分析，此类分析方法为无监督分析（unsupervised analysis）方法。因没有外加任何人为因素，这种方法得到的结果可反映数据的原始状态，利于从整体上对数据进行把握。无监督分析方法对所有样品不加以区分，即每个样本对模型的贡献是相同的。因此，当样品的组间差异较大，而组内差异较小时，使用无监督分析方法可以明显地找到组间差异；而当样品的组间差异不明显，而组内差异较大时，无监督分析方法难以发现和区分组间差异。其主要原因是无监督分析方法不能忽略组内误差，消除与研究目的无关的随机误差，过分关注细节，忽略整体，不利于组间差异和差异化合物的发现，而这一点往往是统计分析的重要目的。这个问题可以通过有监督分析（supervised analysis）方法来解决。有监督分析就是先将样品按照类别进行分组，再进行分析，模型计算时将各组加以区分，忽略组内的随机差异，突出组间系统差异，如正交偏最小二乘法判别分析（orthogonal partial least squares discrimination analysis，OPLS – DA）。

3. 正交偏最小二乘法判别分析

与主成分分析的原理相同，偏最小二乘法判别分析（partial least squares discrimination analysis，PLS - DA）利用偏最小二乘法对数据结构进行投影分析。与主成分分析不同的是，主成分分析只有一个数据集 X，所有分析都只是基于这个唯一的数据集对应于一个多维空间。而 PLS - DA 在分析时必须对样品进行分组，相当于增加了分组信息数据集 Y，该数据集变量数等于组别数。这种模型计算的方法把各组分门别类，有利于发现组间的异同点，并且基于 X 变量数据信息建立 Y 变量预测模型。然而，PLS 分析模型会受到数据集 X 与 Y 不相关的系统变量的影响，这可能导致 X，Y 中的某些正相关被忽略。而正交偏最小二乘投影分析方法能将正交信号校正方法（orthogonal signal correction，OSC）与 PLS 进行结合从而对 PLS 进行修正。如此，OPLS - DA 将与 Y 无关的 X 的变化加以滤除，可以更好地区分组间差异，提高模型的有效性和解析能力[97]。

（二）基于 HS - SPME - GC - MS 结合多元统计分析对不同来源陈皮样品的比较研究

1. 主成分分析

将表 2 - 4 中得到的数据导入软件，以等方差法对数据进行缩放（scaling），然后进行主成分分析，得到 5 个主成分（表 2 - 7）。

表 2 - 7　基于 HS - SPME - GC - MS 进行主成分分析结果

主　成　分	R^2	R^2（累计）	Q^2
1	0.358	0.358	0.240
2	0.259	0.617	0.477
3	0.172	0.789	0.656
4	0.061	0.851	0.647
5	0.042	0.893	0.629

验证 PCA 模型的有效性常用交叉验证（cross - validation）方法，即数据的一部分用于建立模型，另一部分不涉及模型的计算，而用于将预测值与实际值进行比较。SIMCA - P 软件以 R^2，Q^2 这两个参数对模型进行验证，R^2 是指所解释的模型差异，Q^2 是指所预测的模型差异。R^2，Q^2 的取值在 0 ~ 1 之间，越接近 1 说明模型的拟合准确性越好，通常情况下，R^2，Q^2 大于 0.5（50%）较好。表 2 - 7 显示，5 个主成分对总体方差的累计贡献率为 89.3%，代表了原来所有成分的 89.3% 的信息，且 Q^2 为 0.629，表明该模型拟合准确性较好。

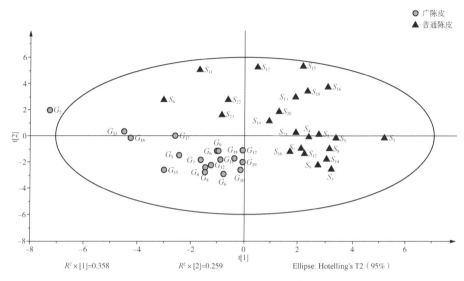

（a）PCA得分图，PC₁和PC₂的方差分别为35.8%，25.9%

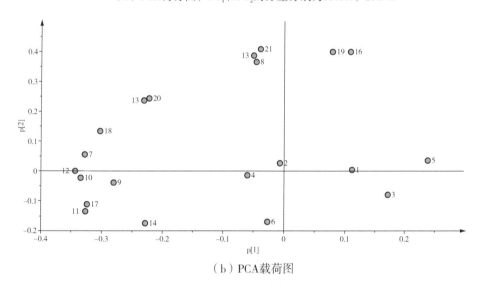

（b）PCA载荷图

图 2 – 23 基于 HS – SPME – GC – MS 进行主成分分析（PCA）结果

　　PCA 模型在计算时，投影得到每一个主成分后，各样品在该主成分下都有一个得分，以前两个主成分的得分绘制 PCA 得分图（score plot），见图 2 – 23（a）。从得分图中的可观察样品的聚集、离散程度。样品分布点越靠近，说明这些样品越相似；反之，样品点越远离，其差异越大。从图中可以看出，广陈皮和普通陈皮分别位于图中不同区域，且明显地分开，表明两种陈皮在挥发性成分上具有明显的差异。与得分图对应的还有载荷图（loading plot），载荷图表示了所检测的变量的分布情况，图中的变量分布与得分图中的样品及其位置相对应（图 2 – 23b）。通过对比得分图和载荷图，可以比较快速地找到样品间或组间的差异化合物；但这仅是一个比较简便粗略的方法，对差异化合物的显著性验证仍要通过统计分析方法，如 T 检验、方差分析等。

2. 聚类分析

应用 SIMCA - P 软件，在从 GC - MS 数据得到的 PCA 模型基础上，进一步采用 Ward 方法聚类，绘制树状图，见图 2 - 24。结果表明，42 批样品可分为 2 类，分别为广陈皮和普通陈皮，说明广陈皮在挥发性成分上与其他品种有明显的区别。

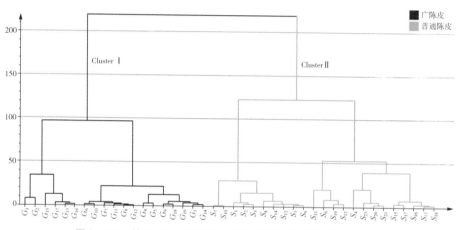

图 2 - 24 基于 HS - SPME - GC - MS 进行聚类分析树状图

3. 正交偏最小二乘法判别分析

为了获得更精确的结果，将不同来源的陈皮样品分为两组：广陈皮和普通陈皮，加入分组信息，用有监督方法的 OPLS - DA 模型分析。结果见图 2 - 25（a），由图可见，广陈皮和普通陈皮可以完全分离。采用 R^2X，R^2Y 和 Q^2 这 3 个指标评价 OPLS - DA 模型的拟合效果，这些指标越接近 1，模型拟合数据效果越好。其中，R^2X 和 R^2Y 分别表示 OPLS - DA 模型能够解释 X 和 Y 矩阵信息的百分比，Q^2 则是通过交叉验证计算获得的用于评估模型预测能力的指标。得到的 OPLS - DA 模型 R^2X 为 67.2%，R^2Y 为 93.0%，Q^2 为 0.889，综合来看，该模型拟合较好。为了验证模型的有效性，用 OPLS - DA 模型相同的主成分的数据经过 PLS - DA 模型置换交叉检验（200 次交叉验证），见图 2 - 25（b），左侧的 R^2 和 Q^2 值均低于最右边的 R^2 和 Q^2 值，且 Q^2 回归线的截距为负值（-0.417），结果显示模型未出现过度拟合现象，能用于陈皮样品的判别分析。

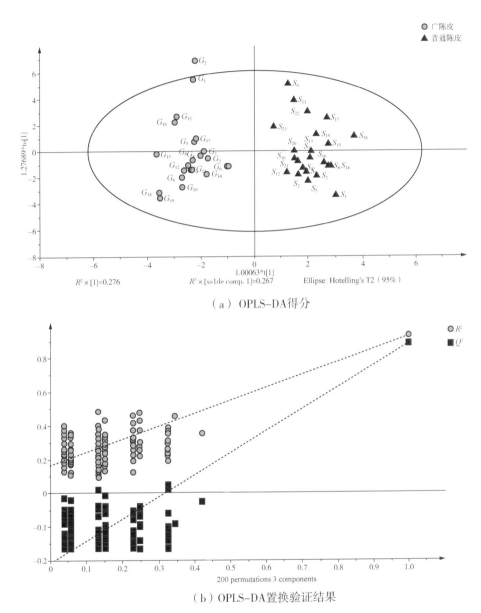

（a）OPLS-DA得分

（b）OPLS-DA置换验证结果

图2-25 基于HS-SPME-GC-MS进行OPLS-DA结果

为了找到区分广陈皮与普通陈皮之间潜在差异的标志物，我们分析了OPLS-DA模型的S-plot载荷图。陈皮挥发性成分的分布情况见图2-26，图中每一个圆点代表一个化合物，那些远离中心的点对模型的贡献更大，较大可能是潜在的差异成分。OPLS-DA模型中变量的贡献度可用VIP（variable importance for the projection）值来衡量，它是PLS权重的加权平方和，VIP评分大于1的变量视为对模型具有意义。选取变量大于1.2的成分，共6个，见表2-8。这6个成分的相对峰面积见图2-27，其含量在广陈皮与普通陈皮中差异较明显，可作为区分两者的潜在标志物。

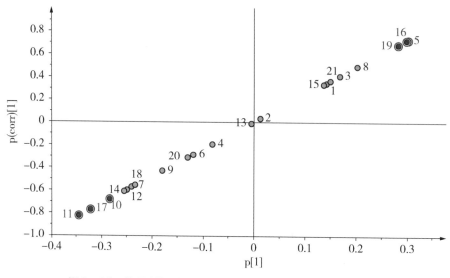

图2-26　基于HS-SPME-GC-MS进行OPLS-DA结果

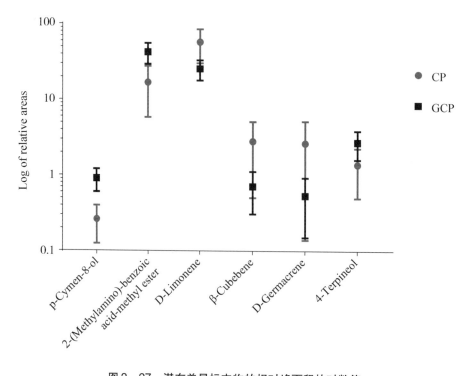

图2-27　潜在差异标志物的相对峰面积的对数值

数值以"平均值±标准差"（$\bar{x} \pm s$）呈现，$n = 19$（广陈皮），$n = 23$（普通陈皮）。

表 2 - 8　陈皮分类中的潜在挥发性成分标志物

序　号[a]	Rt/min	成　　分	VIP	相对峰面积[b]		P 值[c]
				CP（n = 23）	GCP（n = 19）	
11	18.49	p - Cymen - 8 - ol	1.62	0.89 ± 0.3	0.48 ± 0.36	< 0.001
17	24.55	2 - 甲氨基苯甲酸甲酯	1.48	40.97 ± 12.48	23.49 ± 14.37	< 0.001
5	13.84	D - 柠檬烯	1.39	24.75 ± 7.4	44.62 ± 26.52	< 0.001
16	24.31	β - 荜澄茄油烯	1.36	0.71 ± 0.4	2.05 ± 2.08	< 0.001
19	26.60	D - 吉玛烯	1.32	0.53 ± 0.38	1.94 ± 2.23	< 0.001
10	18.35	4 - 松油醇	1.24	2.69 ± 1.11	1.82 ± 0.98	< 0.001

注：[a]编号与表 2 - 4 化合物编号相同；[b]化合物峰面积与内标峰面积的比值，数据以平均值 ± 标准差呈现；[c]从 T 检验中计算得到的 P 值。

（三）基于 UFLC - Triple TOF - MS/MS 结合多元统计分析对不同来源陈皮样品的比较研究

1. 主成分分析

将表 2 - 3 中得到的数据导入软件，以等方差法对数据进行缩放（scaling），然后进行主成分分析，得到 5 个主成分（表 2 - 9）。结果显示，5 个主成分对总体方差的累计贡献率为 80.4%，代表了原来所有成分的 80.4% 的信息，且 Q^2 为 0.615，表明该模型拟合准确性较好。PCA 模型的得分图和载荷图见图 2 - 28，从图中可以看出，广陈皮和普通陈皮分别位于图中不同区域，基本无重合部位，表明两种陈皮在化学成分上是存在差异的。

表 2 - 9　基于 UFLC - Triple TOF - MS/MS 进行主成分分析结果

主　成　分	R^2	R^2（累计）	Q^2
1	0.450	0.450	0.411
2	0.141	0.591	0.502
3	0.087	0.678	0.513
4	0.074	0.752	0.570
5	0.052	0.804	0.615

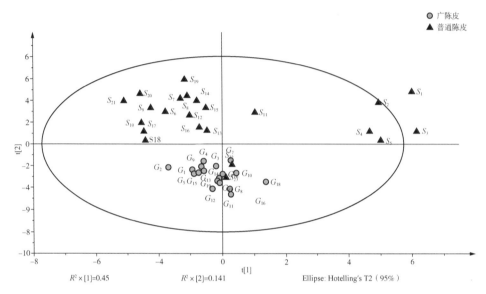

（a）PCA得分图，PC$_1$和PC$_2$的方差分别为45.0%，14.1%

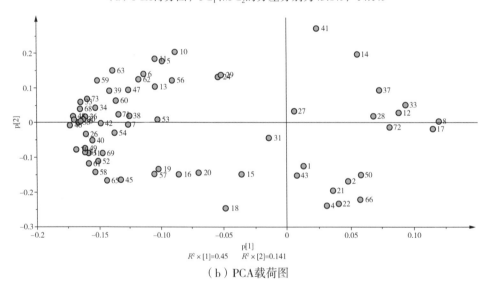

（b）PCA载荷图

图2-28　基于 UFLC–Triple TOF–MS/MS 进行主成分分析结果

2. 聚类分析

应用 SIMCA – P 软件，在从 LC – MS 数据得到的 PCA 模型基础上，进一步采用 Ward 方法聚类，绘制树状图，见图 2 – 29。结果表明，42 批样品可分为 5 类，温州蜜柑、黄岩蜜橘聚为一类（Ⅰ），根据记载与现代研究推测，温州蜜柑为黄岩蜜橘的实生变异[98]，从化学成分上也反映出其亲缘性较近；瓯柑、蕉柑、茶枝柑（广陈皮）各自聚为一类（Ⅱ、Ⅳ、Ⅴ）；椪柑、砂糖橘、贡柑、大红袍、南丰蜜橘聚为一类（Ⅲ）。造成化学成分差异的可能原因包括遗传因素、环境因素、采收时间等，最主要为遗传因素[99]。从结果来看，广陈皮与普通陈皮在黄酮等化学成分上也是有差异的。

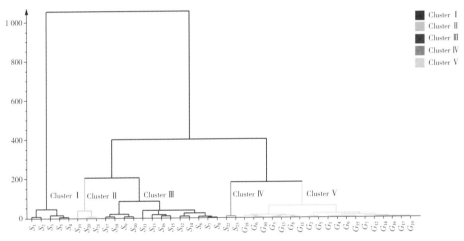

图 2 – 29　基于 UFLC – Triple TOF – MS/MS 进行聚类分析所绘树状图

3. 正交偏最小二乘法判别分析

用 OPLS – DA 分析不同来源陈皮的 LC – MS 数据，结果见图 2 – 30（a），广陈皮和普通陈皮可以完全分离。得到的 OPLS – DA 模型 R^2X 为 70.5%，R^2Y 为 97.7%，Q^2 为 0.922，综合来看，该模型拟合较好，且有较高的预测能力。为了验证模型的有效性，用 OPLS – DA 模型相同的主成分的数据经过 PLS – DA 模型置换交叉检验（200 次交叉验证），见图 2 – 30（b），左边的 R^2 和 Q^2 值均低于最右边的 R^2 和 Q^2 值，且 Q^2 回归线的截距为负值（ – 0.476），结果显示模型未出现过度拟合现象，能用于陈皮样品的判别分析。

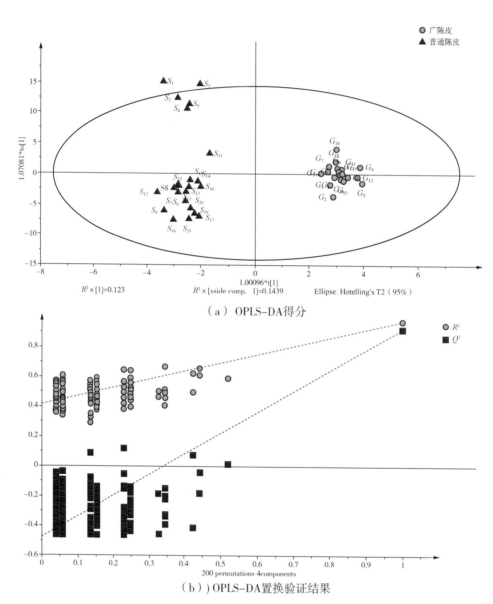

（a）OPLS-DA得分

（b）OPLS-DA置换验证结果

图 2-30　基于 UFLC-Triple TOF-MS/MS 进行 OPLS-DA 结果

为了找到区分广陈皮与普通陈皮之间潜在的差异标志物，我们分析了 OPLS - DA 模型的 S - plot（图 2 - 31）并选取变量 VIP 大于 1.5 的成分，得到 7 个潜在差异标志物，见表 2 - 10。这 7 个成分的相对峰面积如图 2 - 32 所示，其含量在广陈皮与普通陈皮中的差异较明显，可作为区分两者的潜在标志物。

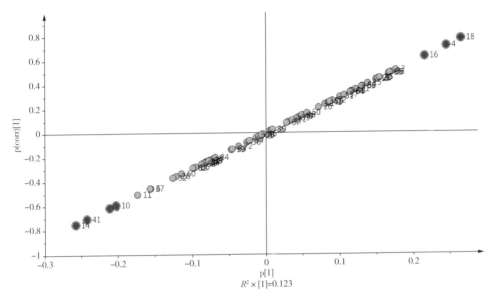

图 2 - 31　基于 UFLC - Triple TOF - MS/MS 进行 OPLS - DA 分析的 S - plot

表 2 - 10　陈皮分类中的潜在化学标志物

序　号[a]	化　合　物	VIP	相对峰面积[b]		P 值[c]
			CP（$n = 23$）	GCP（$n = 19$）	
18	野漆树苷	2.22	0.17 ± 0.14	0.75 ± 0.33	< 0.001
14	芦丁	2.16	0.25 ± 0.2	0.04 ± 0.03	< 0.001
41	Citrusin I	2.10	0.42 ± 0.26	0.02 ± 0.01	< 0.001
4	香草酸	1.96	0.01 ± 0.01	0.02 ± 0.01	< 0.001
16	香叶木素 - 6 - C - 葡萄糖苷	1.81	1.23 ± 0.74	2.55 ± 0.94	< 0.001
5	木犀草素 - 6，8 - 二 - C - 葡萄糖苷	1.75	1.54 ± 0.7	0.76 ± 0.22	< 0.001
10	异荭草苷	1.70	0.3 ± 0.17	0.11 ± 0.06	< 0.001

注：[a] 编号与表 2 - 6 化合物编号相同；[b] 化合物峰面积与内标峰面积的比值，数据以平均值 ± 标准差呈现；[c] 从 T 检验中计算得到的 P 值。

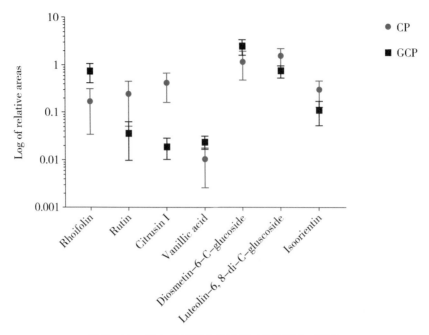

图 2 –32　潜在差异标志物的相对峰面积的对数值

数值以"平均值 ± 标准差"（$\bar{x} \pm s$）呈现，$n = 19$（广陈皮），$n = 23$（普通陈皮）。

第五节　广陈皮在大鼠体内的代谢研究

　　研究天然产物在体内的代谢过程，有助于阐明相关的药理毒理作用，为其进一步开发利用提供基础。前文已系统地鉴定了广陈皮提取液中的化合物，明确了其物质基础。为了研究广陈皮中化学成分的相关代谢过程，本研究通过 SD 大鼠灌胃给予广陈皮提取液，于给药后采集其血清、尿液及粪便样品，并运用 UFLC – Triple TOF – MS/MS 技术分析其中的代谢物，推测相关化学成分的代谢过程。

【实验材料】

1. 仪器

　　超快速高效液相色谱仪（LC – 20AD – XR 二元泵、SIL – 20AD – XR 自动进样器、CTO – 20A 柱温箱，日本岛津公司）、高分辨三重四极杆 – 飞行时间质谱仪

（Triple TOF 5600⁺，美国 AB SCIEX 公司）、台式高速冷冻离心机（5415R，德国 Eppendorf 公司）、涡旋振荡器（Vortex – Genie 2，美国 Scientific Industries 公司）、KQ – 250DE 型数控超声波清洗器（昆山市超声仪器有限公司）、冷冻干燥机（AL-PHA 1 – 4LD plus，德国 Christ 公司）、Y – 3102 型大鼠代谢笼（上海玉研科学仪器有限公司）、万分之一电子分析天平（ME204，瑞士 Mettler toledo 公司）、Simplicity 超纯水器（美国 Millipore 公司）、系列精密移液器（德国 Eppendorf 公司）。

2. 试剂

对照品详见第二章第三节【实验材料】"2. 对照品"。

甲醇（质谱级，Fisher Scientific 公司，货号：A456 – 4）、乙腈（质谱级，Fisher Scientific 公司，货号：A955 – 4）、乙腈（色谱级，B&J 公司，货号：UN1648）、甲酸（质谱级，Fluka 公司，货号：94318）。

3. 实验动物

雄性 SD 大鼠 20 只，体重 200 ～ 250g［SPF 级，购自广东省医学实验动物中心，许可证号：SCXK（粤）2013 – 0002］。

4. 供试品

广陈皮由广东省江门市新会区和乐茶艺有限公司提供（批号：201712）。

【实验部分】

（一）受试物的提取

将样品粉碎，称取 100 g，浸泡在沸水中 3 次（分别为 2 L 20 min、1.5 L 15 min、1.5 L 15 min），趁热过滤，合并滤液，滤液于 60 ℃下减压浓缩至 500 mL，得到浓度为 0.04 g/mL 的广陈皮提取物。

（二）动物分组及给药

20 只 SD 大鼠随机分为 2 组，每组 10 只，分组及给药剂量如下：
（1）正常对照组：灌胃饮用水（0.5 mL/100 g 体重，一天两次）。
（2）广陈皮组：灌胃广陈皮提取物（0.3g/kg 体重，一天两次）。
连续给药 28 天〔注：给予大鼠广陈皮 0.6 g/(kg·d) 的剂量标准相当于成人 6.7 g/70(kg·d)。〕

（三）样本采集

末次灌胃给药后（第 28 天傍晚），将大鼠置于代谢笼中，收集末次灌胃给药后

0～12 h 内的尿液、粪便样品，于 -80 ℃保存。次日，采用腹主动脉取血方法收集血样。收集的血样在室温下自然凝固后析出血清，再在 5000 r/min 离心机上离心 20 min，用移液器吸出上层血清置于离心管中，于 -80 ℃保存，待测。

粪便样品冷冻干燥，研磨成粉，称取适量粪便粉末，按照 1∶20（m/v，mg/μL）比例加入生理盐水，混匀，超声 15 min，5000 r/min 离心 1 min，取上清冻存。

（四）检测条件

色谱条件：采用 Welch Analytical Guard Cartridges Ultimate XB - C$_{18}$（4.6 mm × 10 mm，5 μm）为预柱、Phenomenex Kinetex C$_{18}$（3.0 mm × 150 mm，2.6 μm，100 Å）为色谱柱，以 0.1% 甲酸 - 水（v/v）（A）、0.1% 甲酸 - 乙腈（v/v）（B）为流动相进行梯度洗脱（洗脱梯度见表 2 - 11），流速为 0.3 mL/min，柱温为 40 ℃。

表 2 - 11　梯度洗脱条件

时间/min	0.1%甲酸/%	乙腈/%
0	95	5
30	0	100
34	0	100

质谱条件：采用 ESI、IDA 模式进行数据采集，同时开启 DBS。TOF MS 扫描范围为 m/z 100～1500，TOF MS/MS 扫描质量范围为 m/z 50～1500。离子源参数为 GS1 55 psi，GS2 55 psi，CUR 35 psi，TEM 550 ℃，ISVF -4500 V；化合物相关参数为 DP 80 V，CE -35 eV，CES 15 eV。以氮气为喷雾气和辅助气。

（五）溶液的配制

1. 对照品储备液的配制

分别精密称取干燥至恒重的柚皮素、川陈皮素、橙皮苷、阿魏酸、槲皮素、芹菜素、橙皮素、圣草酚、山奈酚对照品适量，置于量瓶中，用 50% 甲醇溶解并定容，分别制成目标化合物浓度为 1 mg/mL 的对照品储备液，4 ℃保存备用。

2. 内标工作液的配制

精密称取干燥至恒重的 [2′，3′，5′，6′-D$_4$] - 柚皮苷、[2′，3′，5′，6′-D$_4$] - 柚皮素对照品适量，置于 10 mL 棕色量瓶中，用甲醇溶解，50% 甲醇（v/v）定容，制成浓度为 1 mg/mL 的内标储备液，4 ℃保存备用。样品处理前，用乙腈将储备液稀释至 15 μg/mL，作为内标工作液。

（六）样品的处理

取血清、尿液、粪便提取液样品 100 μL 至离心管中，加入内标工作液 200 μL，涡旋 3 min，13000 r/min 离心 30 min（25 ℃），取上清液 10 μL 进样。

（七）数据处理

质谱数据的采集和分析分别由 Analyst（版本 1.6，Sciex）和 PeakView（版本 1.2，Sciex）软件进行。

（八）结果与讨论

外源性化合物经口摄入后，会在动物消化道微生物或体内代谢酶的作用下发生生物转化[100]。体内的代谢反应主要包括两类：Ⅰ相代谢反应和Ⅱ相代谢反应。Ⅰ相代谢主要包括水解、氧化、羟基化、甲基化、去甲基化等，会使化合物的骨架结构发生变化；Ⅱ相代谢主要是化合物与内源性的葡萄糖醛酸、硫酸等配体发生结合反应，产生结合型代谢产物[101]。

我们采用高分辨的 UFLC – Triple TOF – MS/MS 系统，从 SD 大鼠灌胃给予广陈皮提取物后采集的血清、尿液及粪便样品中鉴定出 49 个化合物，包括 26 个原型化合物和 23 个代谢产物。原型化合物主要是川陈皮素等多甲氧基黄酮以及橙皮素、柚皮素、异樱花素、木犀草素、芹菜素等黄酮。这些化合物进入大鼠体内后，在Ⅰ相、Ⅱ相代谢酶的作用下，发生去甲基化、去甲氧基化、葡萄糖醛酸化、硫酸酯化等反应，衍生出 23 个代谢产物。这些原型化合物和代谢产物的名称、分子式、保留时间及正负模式下的碎片离子等信息详见表 2 – 12。

川陈皮素系六甲氧基黄酮，是广陈皮中主要的多甲氧基黄酮类成分，具有抗炎、抑菌、抗氧化等多种生物活性[102]。由 UFLC – Triple TOF – MS/MS 分析可知，川陈皮素在正离子模式下的准分子离子峰 ［M + H］$^+$ 为 m/z 403，其 MS/MS 碎裂方式主要是连续的甲基丢失。在表 2 – 12 中正离子模式下，峰 26、峰 27、峰 28 的准分子离子峰均为 m/z 389，比川陈皮素的准分子离子峰（403.1）少 14 Da（CH_2），因此，推测峰 26、峰 27、峰 28 是川陈皮素的单去甲基化代谢产物。Koga 等[103] 采用体外孵育的方法，考察了大鼠肝微粒体对川陈皮素的代谢，结果鉴定出 3 个单去甲基产物，分别为 4′ – OH – 川陈皮素、6 – OH – 川陈皮素、7 – OH – 川陈皮素。根据现有文献中的保留时间数据，推测峰 26、峰 27、峰 28 分别为 6 – OH – 川陈皮素、7 – OH – 川陈皮素、4′ – OH – 川陈皮素。这些单去甲基化产物可再脱去一个甲基，产生二羟基 – 四甲氧基黄酮，但羟基的位置有待进一步确定。这些多甲氧基黄酮上的羟基可进一步与葡萄糖醛酸、硫酸等配基结合，产生相应的Ⅱ相代谢产物。

表2-12 大鼠摄入陈皮提取物后血清、尿液、粪便中的代谢物鉴定

序号	化合物名称	分子式	RT /min	$[M+H]^+$ (Error, 10^{-6})	$[M-H]^-$ (Error, 10^{-6})	正模式二级碎片(m/z) [b]	负模式二级碎片(m/z) [b]	来源
多甲氧基黄酮(PMF)衍生物 Polymethoxyflavone (PMF) derivates								
1	单羟基-三甲氧基黄酮 Monohydroxy - trimethoxyflavone	$C_{18}H_{16}O_6$	14.7	329.1033 (2.2)	327.0879 (0.5)	$314.0777[M+H-CH_3]^+$, $299.0558[M+H-2CH_3]^+$, $285.0754[M+H-CH_3,-HCO]^+$, $271.0600[M+H-2CH_3,-CO]^+$, 243.0630, 229.0485, 181.0130, 153.0172	$312.0688[M-H-CH_3]^-$, $297.0380[M-H-2CH_3]^-$, $282.2452[M-H-3CH_3]^-$, 177.0194	尿
2	单羟基-三甲氧基黄酮 Monohydroxy - trimethoxyflavone	$C_{18}H_{16}O_6$	15.7	329.1031 (2.7)	327.0885 (0.8)	313.0720, $299.0545[M+H-2CH_3]^+$, $285.0783[M+H-CH_3,-HCO]^+$, $271.0609[M+H-2CH_3,-CO]^+$, $268.0725[M+H-2CH_3,-CH_3O]^+$, 239.096	$312.0650[M-H-CH_3]^-$, $297.0430[M-H-2CH_3]^-$, $282.2433[M-H-3CH_3]^-$, 146.9376, 102.9446	尿
3	二羟基-三甲氧基黄酮 Dihydroxy - trimethoxyflavone	$C_{18}H_{16}O_7$	13.5	345.0987 (3.3)	343.0806 (1.6)	$330.0712[M+H-CH_3]^+$, $315.0500[M+H-2CH_3]^+$, $287.0576[M+H-2CH_3,-CO]^+$	$328.0553[M-H-CH_3]^-$, $313.0407[M-H-2CH_3]^-$, $298.2388[M-H-3CH_3]^-$, 297.2190	尿、粪
4	二羟基-三甲氧基黄酮 Dihydroxy - trimethoxyflavone	$C_{18}H_{16}O_7$	19.0	345.0063 (2.0)	343.0836 (0.7)	$330.0748[M+H-CH_3]^+$, $315.0531[M+H-2CH_3]^+$, $284.0715[M+H-2CH_3,-CH_3O]^+$, 257.1077, 197.0121	$328.05384[M-H-CH_3]^-$, $313.0351[M-H-2CH_3]^-$, $298.006[M-H-3CH_3]^-$, $281.9727[M-H-2CH_3,-CH_3O]^-$, 255.9557, 208.0703, 166.0599	尿

续上表

序号	化合物名称	分子式	RT/min	[M+H]$^+$ (Error, 10^{-6})	[M-H]$^-$ (Error, 10^{-6})	正模式二级碎片 (m/z) [b]	负模式二级碎片 (m/z) [b]	来源
5	三甲氧基黄酮-O-葡萄糖醛酸苷 Trimethoxyflavone-O-glucuronide	C$_{24}$H$_{24}$O$_{12}$	11.0	505.1350 (2.0)	503.1162 (-3.4)	329.1009[M+H-GlcUA]$^+$, 314.0760[M+H-GlcUA-CH$_3$]$^+$, 299.0659[M+H-GlcUA-2CH$_3$]$^+$ 249.0630	ND	尿
6	三甲氧基黄酮-O-硫酸酯 Trimethoxyflavone-O-sulfate	C$_{18}$H$_{16}$O$_9$S	12.6	409.0614 (2.6)	407.0434 (-2.1)	329.1041[M+H-SO$_3$]$^+$, 314.0815[M+H-SO$_3$-CH$_3$]$^+$, 299.0563[M+H-SO$_3$-2CH$_3$]$^+$ 271.0593[M+H-SO$_3$-2CH$_3$-CO]$^+$ 243.0691, 181.0111	327.0869[M-H-SO$_3$]$^-$, 312.0641[M-H-SO$_3$-CH$_3$]$^-$, 297.0427[M-H-SO$_3$-2CH$_3$]$^-$, 201.0307	尿
7	三甲氧基黄酮-O-硫酸酯 Trimethoxyflavone-O-sulfate	C$_{18}$H$_{16}$O$_9$S	13.8	409.0630 (5.8)	407.0477 (4.5)	329.1052[M+H-SO$_3$]$^+$, 313.0761, 268.0755, 257.0416, 239.0630	327.0877[M-H-SO$_3$]$^-$, 312.0682[M-H-SO$_3$-CH$_3$]$^-$, 297.0455[M-H-SO$_3$-2CH$_3$]$^-$	尿
8	三甲氧基黄酮-O-硫酸酯 Trimethoxyflavone-O-sulfate	C$_{18}$H$_{16}$O$_9$S	14.5	409.0721 (1.2)	407.0440 (-0.5)	329.1024[M+H-SO$_3$]$^+$, 299.0566[M+H-SO$_3$-2CH$_3$]$^+$, 257.0455	ND	尿
9	单羟基-四甲氧基黄酮 Monohydroxy-tetramethoxyflavone	C$_{19}$H$_{18}$O$_7$	14.7	359.1133 (1.5)	357.0976 (-0.8)	344.0844[M+H-CH$_3$]$^+$, 329.0648[M+H-2CH$_3$]$^+$, 301.0720[M+H-2CH$_3$-CO]$^+$ 285.0410	ND	尿

续上表

序号	化合物名称	分子式	RT /min	[M+H]⁺ (Error, 10⁻⁶)	[M-H]⁻ (Error, 10⁻⁶)	正模式二级碎片(m/z) [b]	负模式二级碎片(m/z) [b]	来源
10	单羟基-四甲氧基黄酮 Monohydroxy-tetramethoxyflavone	$C_{19}H_{18}O_7$	15.0	359.1137 (3.5)	357.0972 (-1.3)	344.0869[M+H-CH₃]⁺, 329.0664[M+H-2CH₃]⁺, 314.0438[M+H-3CH₃]⁺, 301.0710[M+H-2CH₃,-CO]⁺, 286.0485[M+H-3CH₃,-CO]⁺, 181.0144, 153.0186	342.0704[M-H-CH₃]⁻, 327.0474[M-H-2CH₃]⁻, 312.0306[M-H-3CH₃]⁻, 269.0069	尿
11	单羟基-四甲氧基黄酮 Monohydroxy-tetramethoxyflavone	$C_{19}H_{18}O_7$	15.4	359.1111 (2.2)	ND	344.0889[M+H-CH₃]⁺, 326.0789[M+H-CH₃,-H₂O]⁺, 298.0848, 162.0690	ND	尿
12	单羟基-四甲氧基黄酮 Monohydroxy-tetramethoxyflavone	$C_{19}H_{18}O_7$	16.1	359.1136 (4.0)	357.0976 (-1.6)	344.0888[M+H-CH₃]⁺, 329.0662[M+H-2CH₃]⁺, 315.0865, 298.0840[M+H-2CH₃,-CH₃O]⁺, 283.0607[M+H-3CH₃,-CH₃O]⁺, 255.0668[M+H-3CH₃,-CH₃O-CO]⁺, 227.0700, 153.0168	342.0745[M-H-CH₃]⁻, 327.0516[M-H-2CH₃]⁻, 312.0262[M-H-3CH₃]⁻, 297.0033, 269.0098	尿
13	单羟基-四甲氧基黄酮 Monohydroxy-tetramethoxyflavone	$C_{19}H_{18}O_7$	16.7	359.1131 (3.3)	357.0977 (-0.8)	344.0898[M+H-CH₃]⁺, 329.0663[M+H-2CH₃]⁺, 314.0432[M+H-3CH₃]⁺, 311.0533, 283.0613[M+H-3CH₃,-CH₃O]⁺, 257.0453, 211.0240, 183.0297	342.0751[M-H-CH₃]⁻, 327.0513[M-H-2CH₃]⁻, 312.0276[M-H-3CH₃]⁻, 299.0565[M-H-2CH₃,-CO]⁻, 284.0322[M-H-3CH₃,-CO]⁻, 269.0095[M-H-4CH₃,-CO]⁻, 207.0301, 192.0063, 117.054	尿

续上表

序号	化合物名称	分子式	RT /min	$[M+H]^+$ (Error, 10^{-6})	$[M-H]^-$ (Error, 10^{-6})	正模式二级碎片(m/z) [b]	负模式二级碎片(m/z) [b]	来源
14	单羟基-四甲氧基黄酮 Monohydroxy–tetramethoxyflavone	$C_{19}H_{18}O_7$	17.9	359.1128 (1.2)	ND	$344.0882[M+H-CH_3]^+$, $329.0630[M+H-2CH_3]^+$, 311.0548, $283.0524[M+H-3CH_3-CH_3O]^+$, 261.0190	ND	尿
15	四甲氧基黄酮-O-葡萄糖醛酸苷 Tetramethoxyflavone–O–glucuronide	$C_{25}H_{26}O_{13}$	11.7	535.1423 (2.7)	533.1281 (−3.6)	$359.1123[M+H-GlcUA]^+$, $344.1085[M+H-GlcUA-CH_3]^+$, $329.0631[M+H-GlcUA-2CH_3]^+$, 289.0655	ND	尿
16	四甲氧基黄酮-O-葡萄糖醛酸苷 Tetramethoxyflavone–O–glucuronide	$C_{25}H_{26}O_{13}$	12.3	535.1434 (2.9)	533.1299 (−0.6)	$359.1135[M+H-GlcUA]^+$, $344.0922[M+H-GlcUA-CH_3]^+$, 315.0886, $298.0884[M+H-GlcUA-2CH_3-CH_3O]^+$	ND	尿
17	四甲氧基黄酮-O-葡萄糖醛酸苷 Tetramethoxyflavone–O–glucuronide	$C_{25}H_{26}O_{13}$	12.6	535.1476 (3.7)	533.1297 (−0.7)	$359.1145[M+H-GlcUA]^+$, $344.0901[M+H-GlcUA-CH_3]^+$, $329.0674[M+H-GlcUA-2CH_3]^+$, 311.0534, $298.0843[M+H-GlcUA-2CH_3-CH_3O]^+$, $283.0608[M+H-GlcUA-3CH_3-CH_3O]^+$	ND	尿

续上表

序号	化合物名称	分子式	RT/min	[M+H]+ (Error, 10^-6)	[M-H]- (Error, 10^-6)	正模式二级碎片(m/z)[b]	负模式二级碎片(m/z)[b]	来源
18	四甲氧基黄酮-O-硫酸酯 Tetramethoxyflavone-O-sulfate	$C_{19}H_{18}O_{10}S$	12.7	439.0706 (2.8)	437.0540 (-1.3)	359.1128[M+H-SO₃]+, 344.0889[M+H-SO₃-CH₃]+, 329.0664[M+H-SO₃-2CH₃]+, 271.0532, 153.0228	357.0995[M-H-SO₃]-, 342.0725[M-H-SO₃-CH₃]-, 327.0507	尿
19	四甲氧基黄酮-O-硫酸酯 Tetramethoxyflavone-O-sulfate	$C_{19}H_{18}O_{10}S$	14.7	439.0698 (1.9)	437.0543 (-1.1)	359.1133[M+H-SO₃]+, 344.0938[M+H-SO₃-CH₃]+, 329.0673[M+H-SO₃-2CH₃]+, 311.0511, 283.0590[M+H-SO₃-3CH₃-CH₃,O]+, 257.0479	357.0990[M-H-SO₃]-, 327.0496[M-H-SO₃-2CH₃]-, 312.0270, 269.0075	尿
20	二羟基-四甲氧基黄酮 Dihydroxy-tetramethoxyflavone	$C_{19}H_{18}O_8$	14.0	375.1074 (1.6)	373.032 (-0.9)	360.0832[M+H-CH₃]+, 345.0588[M+H-2CH₃]+, 327.0467[M+H-2CH₃-H₂O]+, 314.0813[M+H-2CH₃-CH₃O]+, 299.0500[M+H-3CH₃-CH₃O]+, 271.0566[M+H-3CH₃-CH₃O-CO]+	ND	尿
21	二羟基-四甲氧基黄酮 Dihydroxy-tetramethoxyflavone	$C_{19}H_{18}O_8$	14.5	375.1090 (1.3)	373.0917 (-3.2)	360.0861[M+H-CH₃]+, 345.0598[M+H-2CH₃]+, 327.0496[M+H-2CH₃-H₂O]+, 197.0062	358.0721[M-H-CH₃]-, 343.047[M-H-2CH₃]-	尿

续上表

序号	化合物名称	分子式	RT /min	[M+H]⁺ (Error, 10⁻⁶)	[M−H]⁻ (Error, 10⁻⁶)	正模式二级碎片(m/z)[b]	负模式二级碎片(m/z)[b]	来源
22	二羟基-四甲氧基黄酮 Dihydroxy-tetramethoxyflavone	$C_{19}H_{18}O_8$	15.1	375.1080 (3.1)	373.0924 (−0.9)	360.0829[M+H−CH₃]⁺, 345.0612[M+H−2CH₃]⁺, 327.0456, 273.0403, 256.0380	358.0720[M−H−CH₃]⁻, 343.0452[M−H−2CH₃]⁻, 327.1716[M−H−CH₃−CH₃O]⁻, 305.1931, 285.0019, 263.0357	尿
23	二羟基-四甲氧基黄酮 Dihydroxy-tetramethoxyflavone	$C_{19}H_{18}O_8$	19.4	375.1095 (2.3)	373.0919 (−2.8)	360.0828[M+H−CH₃]⁺, 345.095[M+H−2CH₃]⁺, 327.0488[M+H−2CH₃−H₂O]⁺, 313.0704, 197.0084	358.0680[M−H−CH₃]⁻, 343.0460[M−H−2CH₃]⁻, 328.0226[M−H−3CH₃]⁻, 312.9910	尿
24	单羟基-四甲氧基黄酮-O-葡萄糖醛酸苷 Monohydroxy-tetramethoxyflavone-O-glucuronide	$C_{25}H_{26}O_{14}$	11.8	551.1396 (2.6)	ND	375.1088[M+H−GlcUA]⁺, 360.0890[M+H−GlcUA−CH₃]⁺, 345.062[M+H−GlcUA−2CH₃]⁺, 327.0489[M+H−GlcUA−2CH₃−H₂O]⁺, 305.1602[M+H−GlcUA−4CH₃]⁺, 133.0879	ND	尿
25	川陈皮素 [a,c] Nobiletin [a,c]	$C_{21}H_{22}O_8$	19.3	403.1363 (0.5)	ND	388.1176[M+H−CH₃]⁺, 373.0916[M+H−2CH₃]⁺, 358.0858[M+H−3CH₃]⁺, 327.0858	ND	尿
26	单羟基-五甲氧基黄酮 Monohydroxy-pentamethoxyflavone	$C_{20}H_{20}O_8$	15.8	389.1255 (3.6)	387.1081 (−1.2)	374.1016[M+H−CH₃]⁺, 359.0770[M+H−2CH₃]⁺, 341.0665[M+H−2CH₃−H₂O]⁺, 331.0835[M+H−2CH₃−CO]⁺, 316.0585[M+H−3CH₃−CO]⁺, 285.0766[M+H−3CH₃−CO−CH₃O]⁺	372.0849[M−H−CH₃]⁻, 357.0620[M−H−2CH₃]⁻, 342.0370[M−H−3CH₃]⁻, 299.0162, 271.0243	尿

续上表

序号	化合物名称	分子式	RT/min	$[M+H]^+$ (Error, 10^{-6})	$[M-H]^-$ (Error, 10^{-6})	正模式二级碎片 (m/z) [b]	负模式二级碎片 (m/z) [b]	来源
27	单羟基-五甲氧基黄酮 Monohydroxy-pentamethoxyflavone	$C_{20}H_{20}O_8$	16.5	389.1247 (2.7)	ND	374.1012$[M+H-CH_3]^+$, 359.0777$[M+H-2CH_3]^+$, 344.0658$[M+H-3CH_3]^+$, 341.0635$[M+H-2CH_3-H_2O]^+$, 331.0823$[M+H-2CH_3-CO]^+$, 316.0596$[M+H-3CH_3-CO]^+$	ND	尿
28	单羟基-五甲氧基黄酮 Monohydroxy-pentamethoxyflavone	$C_{20}H_{20}O_8$	17.1	389.1242 (3.2)	387.1082 (-0.8)	374.1015$[M+H-CH_3]^+$, 359.0771$[M+H-2CH_3]^+$, 344.0542$[M+H-3CH_3]^+$, 341.0665$[M+H-2CH_3-H_2O]^+$, 313.0724$[M+H-3CH_3-H_2O-CO]^+$, 287.0563, 244.0372, 211.0238	372.0845$[M-H-CH_3]^-$, 357.0607$[M-H-2CH_3]^-$, 342.0369$[M-H-3CH_3]^-$, 327.0136$[M-H-4CH_3]^-$, 314.0418$[M-H-3CH_3-CO]^-$, 299.0168$[M-H-4CH_3-CO]^-$	尿
29	五甲氧基黄酮-O-葡萄糖醛酸苷 Pentamethoxyflavone-O-glucuronide	$C_{26}H_{28}O_{14}$	12.8	565.1574 (2.5)	563.1398 (-1.4)	389.1245$[M+H-GlcUA]^+$, 374.1042$[M+H-GlcUA-CH_3]^+$, 359.0758$[M+H-GlcUA-2CH_3]^+$	ND	尿
30	五甲氧基黄酮-O-葡萄糖醛酸苷 Pentamethoxyflavone-O-glucuronide	$C_{26}H_{28}O_{14}$	13.1	565.1578 (3.4)	563.1402 (-0.5)	389.1251$[M+H-GlcUA]^+$, 374.1002$[M+H-GlcUA-CH_3]^+$, 359.0774$[M+H-GlcUA-2CH_3]^+$, 341.0664$[M+H-GlcUA-2CH_3-H_2O]^+$, 313.0724$[M+H-GlcUA-2CH_3-H_2O-CO]^+$	387.1083$[M-H-GlcUA]^-$, 372.0851$[M-H-GlcUA-CH_3]^-$, 357.0587$[M-H-GlcUA-2CH_3]^-$, 342.0357$[M-H-GlcUA-3CH_3]^-$, 175.0211, 113.0255	尿

续上表

序号	化合物名称	分子式	RT/min	[M+H]+ (Error, 10^{-6})	[M-H]- (Error, 10^{-6})	正模式二级碎片(m/z) b	负模式二级碎片(m/z) b	来源
31	五甲氧基黄酮-O-硫酸酯 Pentamethoxyflavone-O-sulfate	$C_{20}H_{30}O_{11}S$	14.2	469.0743 (1.6)	467.0650 (-0.7)	389.1221[M+H-SO$_3$]$^+$, 374.1044[M+H-SO$_3$-CH$_3$]$^+$, 359.0794[M+H-SO$_3$-2CH$_3$]$^+$, 341.0606[M+H-SO$_3$-2CH$_3$-H$_2$O]$^+$	387.1066[M-H-SO$_3$]$^-$, 357.0605[M-H-SO$_3$-2CH$_3$]$^-$, 342.0430[M-H-SO$_3$-3CH$_3$]$^-$	尿
32	五甲氧基黄酮-O-硫酸酯 Pentamethoxyflavone-O-sulfate	$C_{20}H_{30}O_{11}S$	14.5	469.0788 (1.2)	467.0650 (-1.8)	389.1226[M+H-SO$_3$]$^+$, 374.1020[M+H-SO$_3$-CH$_3$]$^+$, 359.0764[M+H-SO$_3$-2CH$_3$]$^+$, 341.0676	387.1111[M-H-SO$_3$]$^-$, 372.0868[M-H-SO$_3$-CH$_3$]$^-$, 357.0680, 342.0405[M-H-SO$_3$-2CH$_3$]$^-$, 327.0110	尿
33	五甲氧基黄酮-O-硫酸酯 Pentamethoxyflavone-O-sulfate	$C_{20}H_{30}O_{11}S$	14.8	469.0814 (2.2)	467.0646 (-1.5)	389.1230[M+H-SO$_3$]$^+$, 374.1010[M+H-SO$_3$-CH$_3$]$^+$, 359.0785[M+H-SO$_3$-2CH$_3$]$^+$, 345.0986, 285.0794	387.1094[M-H-SO$_3$]$^-$, 372.0843[M-H-SO$_3$-CH$_3$]$^-$, 357.0602[M-H-SO$_3$-2CH$_3$]$^-$, 342.0352[M-H-SO$_3$-3CH$_3$]$^-$, 299.0160, 264.9846, 207.0359	尿
34	单羟基-六甲氧基黄酮 Monohydroxy-hexamethoxyflavone	$C_{21}H_{22}O_9$	16.5	419.1342 (0.9)	417.1177 (-2.2)	404.1117[M+H-CH$_3$]$^+$, 389.0872[M+H-2CH$_3$]$^+$, 374.3168[M+H-3CH$_3$]$^+$, 371.0768[M+H-2CH$_3$-H$_2$O]$^+$, 343.0765	402.1001[M-H-CH$_3$]$^-$, 387.0742[M-H-2CH$_3$]$^-$, 372.0433[M-H-3CH$_3$]$^-$, 355.2913, 329.0341	尿
35	单羟基-六甲氧基黄酮 Monohydroxy-hexamethoxyflavone	$C_{21}H_{22}O_9$	17.1	419.1323 (-0.9)	ND	404.1052[M+H-CH$_3$]$^+$, 389.0895[M+H-2CH$_3$]$^+$, 371.0796[M+H-2CH$_3$-H$_2$O]$^+$, 346.0798, 328.0616	ND	尿

续上表

序号	化合物名称	分子式	RT/min	[M+H]+ (Error, 10^-6)	[M-H]- (Error, 10^-6)	正模式二级碎片(m/z)[b]	负模式二级碎片(m/z)[b]	来源
36	单羟基-六甲氧基黄酮 Monohydroxy-hexamethoxyflavone	$C_{21}H_{22}O_9$	17.8	419.1344 (1.4)	417.1176 (-3.7)	404.1093[M+H-CH₃]+, 389.0879[M+H-2CH₃]+, 371.0762[M+H-2CH₃-H₂O]+, 346.0686, 311.0574[M+H-6CH₃-H₂O]+, 275.0553, 211.0209, 183.0255, 151.0087	402.1048[M-H-CH₃]-, 387.0712[M-H-2CH₃]-, 371.3115, 355.2848, 349.2049, 329.0251	尿
37	六甲氧基黄酮-O-葡萄糖醛酸苷 Hexamethoxyflavone-O-glucuronide	$C_{27}H_{30}O_{15}$	13.2	595.1672 (2.4)	ND	419.1361[M+H-GlcUA]+, 389.0896[M+H-GlcUA-3CH₃]+, 287.0785	ND	尿
	黄烷酮衍生物 Flavanone derivates							
38	高圣草酚 Homoeriodictyol	$C_{16}H_{14}O_6$	12.2	303.0866 (1.5)	ND	285.0755[M+H-H₂O]+, 177.0536, 153.0190[M+H-C₉H₁₀O₂]+, 117.0324	ND	尿
39	橙皮苷 Hesperidin [a, c]	$C_{28}H_{34}O_{15}$	11.4	611.2039 (3.3)	ND	566.4279, 465.1412, 449.1442, 413.1224, 345.0988[M+H-Rha-C₄H₈O₄]+, 303.0872[M+H-Rha-Glc]+, 285.076[M+H-Rha-Glc-H₂O]+, 263.0545, 153.0147[M+H-Rha-Glc-C₉H₁₀O₂]+	ND	尿
40	橙皮素 Hesperetin [a, c]	$C_{16}H_{14}O_6$	16.0	303.0869 (2.3)	301.0715 (-0.8)	285.073[M+H-H₂O]+, 177.052, 153.0186[M+H-C₉H₁₀O₂]+, 117.033, 89.0401	286.0488[M-CH₃]-, 242.0557[M-H-CH₂O-HCO]-, 199.0418, 164.0120[M-H-C₈H₉O₂]-, 151.0060[M-H-C₉H₁₀O₂]+, 136.0193, 125.0260, 108.0246	尿

续上表

序号	化合物名称	分子式	RT/min	[M+H]+ (Error, 10^{-6})	[M-H]- (Error, 10^{-6})	正模式一级碎片(m/z)[b]	负模式一级碎片(m/z)[b]	来源
41	橙皮素-O-葡萄糖醛酸苷/高圣草酚-O-葡萄糖醛酸苷 Hesperetin-O-glucuronide/ Homoeriodictyol-O-glucuronide	$C_{22}H_{22}O_{12}$	12.2	479.1190 (2.7)	477.1026 (-2.6)	461.1046[M+H-H_2O]+, 303.0892[M+H-GlcUA]+, 285.0768[M+H-GlcUA-H_2O]+, 231.0244, 177.0540, 153.0180[M+H-GlcUA-C_9H_{10}O_2]+	301.0712[M-H-GlcUA]-, 286.0520[M-H-GlcUA-CH_3]-, 227.0294, 175.0213, 113.0242	尿
42	橙皮素-O-硫酸酯/高圣草酚-O-硫酸酯 Hesperetin-O-sulfate/ Homoeriodictyol-O-sulfate	$C_{16}H_{14}O_9S$	13.0	383.0463 (1.6)	ND	303.0903[M+H-SO_3]+, 153.0204[M+H-SO_3-C_9H_{10}O_2]+	ND	尿
43	柚皮素[a,c] Naringenin	$C_{15}H_{12}O_5$	15.4	273.0771 (2.2)	271.0613 (0.3)	153.0186[M+H-C_8H_8O]+, 119.0492, 91.0006	151.0043[M-H-C_8H_8O]-, 119.0508[M-H-C_7H_4O_4]-, 107.0154[M-H-C_8H_8O-CO_2]-, 93.0381[M-H-C_9H_6O_4]-	血,尿,粪
44	异樱花素[c] Isosakuranetin[c]	$C_{16}H_{14}O_5$	19.1	287.0928 (2.4)	285.0767 (-0.6)	246.8894, 167.0341[M+H-C_8H_8O]+, 147.0431, 119.0496, 91.0551	270.0544[M-CH_3]-, 243.0657, 199.0748, 165.0130[M-H-C_8H_8O]-, 136.0137, 119.0498	尿
	黄酮衍生物 Flavone derivatives							
45	木犀草素[c] Luteolin	$C_{15}H_{10}O_6$	14.4	287.0547 (-4.4)	ND	153.0169[M+H-C_8H_6O_2]+	ND	尿
46	芹菜素[a,c] Apigenin	$C_{15}H_{10}O_5$	15.5	271.0606 (2.5)	269.0457 (0.8)	253.0497[M+H-H_2O]+, 243.0659[M+H-CO]+, 215.0708, 197.0603, 153.0183[M+H-C_8H_8O]+, 115.0541, 91.0563	241.0494[M-H-CO]-, 224.0491, 201.0560, 159.0450, 133.0289, 107.0151	尿,粪

续上表

序号	化合物名称	分子式	RT/min	$[M+H]^+$ (Error, 10^{-6})	$[M-H]^-$ (Error, 10^{-6})	正模式二级碎片 (m/z) [b]	负模式二级碎片 (m/z) [b]	来源
47	芹菜素 - O - 葡萄糖醛酸苷 Apigenin - O - glucuronide	$C_{21}H_{18}O_{11}$	8.3	447.0879 (0.6)	ND	350.1642, 271.0582$[M+H-GlcUA]^+$, 215.0660, 153.0222$[M+H-GlcUA-C_8H_8O]^+$	ND	尿
48	芹菜素 - O - 葡萄糖醛酸苷 Apigenin - O - glucuronide	$C_{21}H_{18}O_{11}$	10.8	447.0930 (1.4)	445.0766 (-2.3)	ND	269.0459$[M-H-GlcUA]^-$, 113.0269	尿
49	芹菜素 - O - 硫酸酯 Apigenin - O - Sulfate	$C_{15}H_{10}O_8S$	13.0	351.0182 (3.6)	349.0026 (-0.6)	271.0593$[M+H-SO_3]^+$, 253.0471$[M+H-SO_3-H_2O]^+$, 243.0619$[M+H-SO_3-CO]^+$, 215.0704, 153.0175$[M+H-SO_3-C_8H_8O]^+$	269.0457$[M-H-SO_3]^-$, 241.0487, 225.0567, 213.0518, 151.0048$[M-H-SO_3-C_8H_8O]^-$, 117.0345$[M-H-SO_3-C_7H_4O_4]^-$	尿

注：a对照品确证；b碎片丢失：Glc 为葡萄糖，Rha 为鼠李糖，ND 为表示没有检测到响应；c 谱库检索对照（中药质谱数据库，1.0 版本，美国 AB Sciex 公司）。

如图 2-33 所示，RDA 反应是黄烷酮衍生物及黄酮衍生物在 MS/MS 碎裂中的特征性反应。以柚皮素为例，在负离子模式下，柚皮素准分子离子峰（m/z 271）的主要碎片离子为 m/z 177，m/z 151，m/z 119，m/z 107，m/z 93。其中，子离子 m/z 151（$^{1,3}A^-$）和 119（$^{1,3}B^-$）推测为 RDA 反应产生，m/z 107 推测为子离子 m/z 151 丢失一分子 CO_2 产生，m/z 177（$^5A^-$）和 93（$^5B^-$）则推测由化学键 5 的断裂产生。上述碎裂方式详见图 2-33。

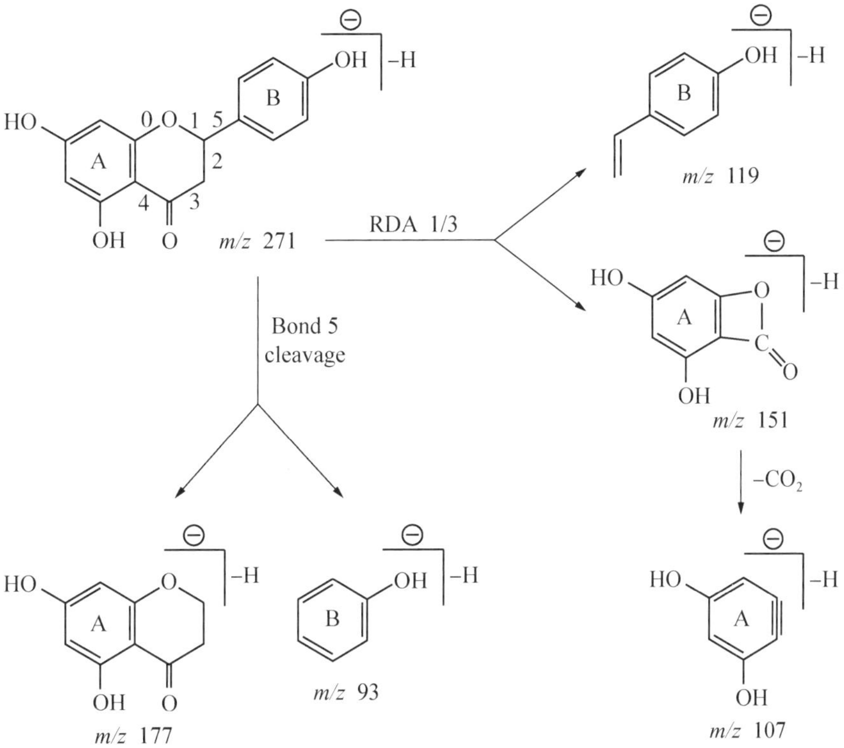

图 2-33 柚皮素碎裂模式

本章对广陈皮中的化学成分进行了系统的分析，从中鉴定出多种黄酮苷类化合物，包括芦丁、柚皮苷、芸香柚皮苷、野漆树苷、槲皮苷、橙皮苷等，但在血清、尿液及粪便样品中基本没有检测到这些化合物，提示黄酮苷类在大鼠体内会发生水解，与文献结果相对应[100]。黄酮苷类化合物水解后，产生的苷元与葡萄糖醛酸或硫酸结合，形成橙皮素-O-葡萄糖醛酸苷、橙皮素-O-硫酸酯、柚皮素-O-硫酸酯、芹菜素-O-葡萄糖醛酸苷、芹菜素-O-硫酸酯等Ⅱ相代谢产物。

口服是中药使用中最常用的给药方式。通常认为，药物化学成分只有被吸收入血并维持一定的血药浓度才能发挥其药理活性。本研究在血清、尿液中检测到的原型化合物的浓度远低于相应的代谢物，提示黄酮类代谢物可能是广陈皮在体内发挥药理活性的主要物质，而非其原型化合物。

第六节 本 章 小 结

为了系统地研究不同来源陈皮的化学成分，本研究代表性地收集了 10 个不同来源的陈皮样品 42 批，包括茶枝柑、蜜柑、椪柑、大红袍等，囊括了市场上陈皮药材的主要流通品种。

通过本研究建立了采用 SPME 提取陈皮挥发性成分的检测方法，与传统的水蒸气蒸馏提取方法相比，具有快速、简便、灵敏、不需要溶剂等特点，并利用内标加入法对化合物进行相对定量测定，该方法与传统的归一化法相比更具准确性、稳定性。

利用 HS – SPME – GC – MS、UFLC – Triple TOF – MS/MS 技术进行了系统的化学成分分析，共鉴定出 51 种挥发性成分（主要是萜烯烃类、醇类、醛类和酯类化合物）和 72 种不挥发性成分（包括 61 种黄酮类、4 种生物碱、3 种柠檬苦素类及 4 种有机酸类化合物），阐明了不同植物来源陈皮药材的化学物质基础。

对 SD 大鼠灌胃给予广陈皮提取物，利用 UFLC – Triple TOF – MS/MS 技术分析了血清、尿液及粪便样品的化学成分信息，从中鉴定出 26 种原型成分和 23 种代谢物。结果表明，广陈皮中的化合物在大鼠体内可发生水解、氧化、去甲基化等 Ⅰ 相代谢以及葡萄糖醛酸化、硫酸酯化等 Ⅱ 相代谢反应。

在此基础上，本研究采用主成分分析、聚类分析、正交偏最小二乘法判别分析等统计分析方法进行处理，结果显示广陈皮与普通陈皮能有效地区分，并计算得出 13 个可用于区分广陈皮和其他来源陈皮药材的潜在化学标志物，包括 6 种挥发性成分（p – Cymen – 8 – ol、2 – 甲氨基苯甲酸甲酯、D – 柠檬烯、β – 荜澄茄油烯、D – 吉玛烯、4 – 松油醇）和 7 种不挥发性成分（野漆树苷、芦丁、Citrusin I、香草酸、香叶木素 – 6 – C – 葡萄糖苷、木犀草素 – 6，8 – 二 – C – 葡萄糖苷、异荭草苷），可考虑将这些潜在化学标志物作为陈皮品种判别的指标，进一步提高陈皮药材的质量控制模式。

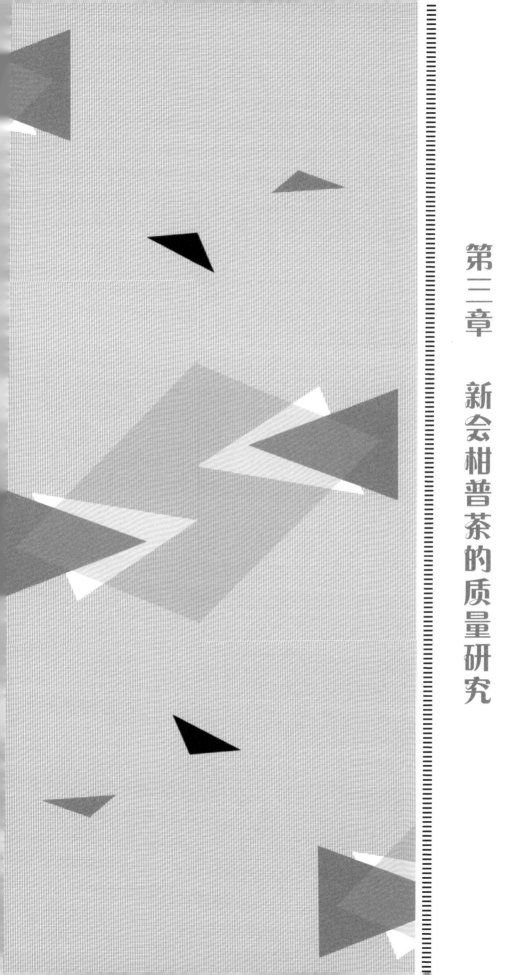

第三章　新会柑普茶的质量研究

第一节　研　究　概　述

　　新会柑普茶主要的活性成分以水溶性成分为主。本研究收集了 31 批新会柑普茶样品，采用高分辨 UFLC – Triple TOF – MS/MS 技术从中鉴定出 92 种化合物，包括 63 种黄酮类、8 种儿茶素类、14 种有机酸类、6 种生物碱、1 种柠檬苦素类成分，明确了新会柑普茶水溶性成分的物质基础。

　　对 SD 大鼠灌胃给予了柑普茶提取物，利用 UFLC – Triple TOF – MS/MS 技术分析了血清、尿液及粪便样品的化学成分信息，从中鉴定出 27 种原型化合物和 42 种代谢产物，首次明确了新会柑普茶中的化学成分在大鼠体内的存在形式。

　　在此基础上，结合国家相关食品标准与药用标准，首次建立了新会柑普茶的质量标准。其中，对新会柑普茶的理化指标拟定了限度：水分≤13.0%、总灰分≤8.5%、水浸出物≥28.0%、粗纤维≤15.0%、茶多酚≤15.0%；并首次建立了新会柑普茶的高效液相色谱指纹图谱，对新会柑普茶的药理活性成分进行质控。该指纹图谱有 6 个特征峰，其中 5 个特征峰确证为没食子酸、咖啡因、橙皮苷、川陈皮素、橘皮素，囊括了广陈皮与普洱茶的主要成分，能反映新会柑普茶的整体质量。所拟定的标准草案既符合食品安全要求，又兼顾了主要活性成分，为科学评价和有效控制新会柑普茶质量提供了依据。

第二节　基于 UFLC –Triple TOF –MS/MS 技术的新会柑普茶化学成分分析

　　新会柑普茶是当前养生保健的新兴茶品，是以产于新会的茶枝柑（*Citrus reticulate* "Chachi"）鲜果皮的干品，或其经陈化后的陈皮，与普洱熟茶经过烘焙、陈化等工艺加工而成[26]。目前，新会柑普茶的化学物质基础尚不明确，且缺乏规范的质量标准，不利于新会柑普茶的质量控制与产品推广。本节实验采用 UFLC – Triple TOF – MS/MS 技术，系统地分析了新会柑普茶的化学成分。

【实验材料】

1. 仪器

中药粉碎机（DMF-8A，浙江温岭市铭大药材机械设备有限公司）、十万分之一电子分析天平（MS205DU，瑞士 Mettler toledo 公司）、超快速高效液相色谱仪（LC-20AD-XR 二元泵、SIL-20AD-XR 自动进样器、CTO-20A 柱温箱，日本岛津公司）、高分辨三重四极杆-飞行时间质谱仪（Triple TOF 5600⁺，美国 AB SCIEX 公司）、Kinetex C_{18} 色谱柱（3.0 mm × 150 mm，2.6 μm，100 Å，美国 Phenomenex 公司）、精密移液器（美国 Rainin 公司）。

2. 对照品

详见第二章第三节"2. 对照品"。

3. 试剂

甲醇、乙腈（色谱纯，美国 Fisher Scientific 公司），甲酸（色谱纯，Sigma 公司），Sartorius 超纯水。

4. 供试品

实验中所用的新会柑普茶来自广东省江门市 11 家生产单位的 31 个批次（表3-1）。

表3-1 柑普茶样品

编　号	生产日期	生产单位
1	2016/08/03	社德陈皮茶业有限公司
2	2016/09/28	社德陈皮茶业有限公司
3	2016/08/20	冈州陈柑普茶有限公司
4	2016/08/30	冈州陈柑普茶有限公司
5	2016/09/01	茶之柑陈皮茶业有限公司
6	2016/07/28	丽宫国际食品有限公司
7	2016/08/01	泓达堂陈皮茶业有限公司
8	2016/11/01	社德陈皮茶业有限公司
9	2016/11/15	社德陈皮茶业有限公司
10	2016/10/16	冈州陈柑普茶有限公司
11	2016/11/06	冈州陈柑普茶有限公司

续上表

编　号	生 产 日 期	生 产 单 位
12	2016/12/12	社德陈皮茶业有限公司
13	2016/12/15	社德陈皮茶业有限公司
14	2016/12/02	冈州陈柑普茶有限公司
15	2016/12/10	冈州陈柑普茶有限公司
16	2016/12/01	茶之柑陈皮茶业有限公司
17	2016/11/18	丽宫国际食品有限公司
18	2016/12/08	丽宫国际食品有限公司
19	2016/12/01	泓达堂陈皮茶业有限公司
20	2017/08/15	广东温和堂健康产业有限公司
21	2017/08/01	广东温和堂健康产业有限公司
22	2017/07/28	江门新会世纪茗家茶业有限公司
23	2017/08/13	江门新会世纪茗家茶业有限公司
24	2017/08/12	广东陈皮人家贸易有限公司
25	2017/08/13	广东陈皮人家贸易有限公司
26	2017/06	江门新会德隆堂食品有限公司
27	2017/07	江门新会德隆堂食品有限公司
28	2017/08/15	江门新会华会食品有限公司
29	2017/08/03	江门新会华会食品有限公司
30	2017/09/14	江门新会祥益陈皮有限公司
31	2017/10/10	江门新会祥益陈皮有限公司

【实验部分】

(一) 供试品溶液的制备

称取 D_4 - 柚皮苷、D_4 - 柚皮素（用作内标）适量，精密称定，加 50% 甲醇制成每毫升含 D_4 - 柚皮苷 12.19 μg、D_4 - 柚皮素 11.50 μg 的溶液，用于柑普茶样品的提取。

称取样品粉末 0.1 g，精密称定，置具塞锥形瓶中，精密移取上述含 D_4 - 柚皮苷、D_4 - 柚皮素的 50% 甲醇溶液 10 mL，超声提取 30 min（功率 500 W，频率 40 kHz），摇匀，用 0.22 μm 微孔滤膜滤过，取续滤液，即得。

（二）对照品溶液的制备

分别精密称取干燥至恒重的柚皮苷、新橙皮苷、橙皮苷、芦丁、野漆树苷、阿魏酸、辛弗林、咖啡因、柚皮素、枸橘苷、川陈皮素、橘皮素、甜橙黄酮、橙皮素、圣草酚、N - 甲基酪胺对照品适量，置于量瓶中，用 50% 甲醇（v/v）溶解定容，分别制成目标化合物浓度为 1 mg/mL 的对照品储备液，于 4 ℃下保存备用。

（三）检测条件

液相色谱条件：色谱柱：Phenomenex kinetex C_{18}（3.0 mm × 150 mm，2.6 μm）；柱温：40 ℃；流动相：乙腈 - 0.1% 甲酸溶液（洗脱梯度见表 3 - 2）；流速：0.3 mL/min。

质谱条件：采用 ESI、IDA 模式进行数据采集，同时开启 DBS。TOF MS 扫描质量范围为 m/z 100 ～ 1500，TOF MS/MS 扫描质量范围为 m/z 50 ～ 1500。离子源参数为 GS1 55 psi、GS2 55 psi、CUR 35 psi、TEM 550 ℃、ISVF - 4500 V；化合物相关参数为 DP 80 V、CE - 35 eV、CES 15 eV。以氮气为喷雾气和辅助气。

表 3 - 2　流动相洗脱梯度

时间/min	乙腈/%	0.1% 甲酸/%
0	10	90
5	30	70
27	80	20
28	100	0
33	100	0

【实验结果】

柑普茶样品分别在正模式和负模式下，同时进行一级和二级扫描。通过对照品对照、准确分子量比较、裂解碎片分析和谱库检索匹配，确证和指认到 92 种化合物，包括 63 种黄酮类、8 种儿茶素类、14 种有机酸类、6 种生物碱、1 种柠檬苦素类成分。各化合物在正、负模式下的保留时间、峰归属、分子离子峰及详细裂解碎片信息见表 3 - 3。

表 3 - 3　基于 UFLC – Triple TOF – MS/MS 的柑普茶化学成分的鉴定

序号	化合物名称	分子式	RT/min	[M+H]⁺ (Error, 10⁻⁶)	[M-H]⁻ (Error, 10⁻⁶)	正模式二级碎片(m/z)ᵇ	负模式二级碎片(m/z)ᵇ	来源
	有机酸及其酯类 Organic acids and their esters							
1	奎尼酸 Quinic acid	$C_7H_{12}O_6$	2.60	ND	191.0205 (1.5)		173.0446 [M–H–H₂O]⁻ 127.0388 85.0309	普洱
3	3–葡糖没食子酸/4–葡糖没食子酸 3–Glucogallic acid/4–Glucogallic acid	$C_{13}H_{15}O_{10}$	3.14	ND	331.0673 (0.7)	ND	169.0114 [M–H–Glc]⁻, 125.0219 [M–H–Glc–CO₂]⁻	普洱
4	3–没食子酰基奎宁酸 Theogallin	$C_{14}H_{16}O_{10}$	3.51	345.0817 (−0.3)	343.0673 (0.8)	153.0184 [M+H–C₇H₁₂O₆]⁺	191.0545 [M–H–C₇H₄O₄]⁻, 169.0113 [M–H–C₇H₁₀O₅]⁻	普洱
5	没食子酸ᵃ Gallic acidᵃ	$C_7H_6O_5$	3.76	171.0286 (−1.1)	169.0152 (3.4)	153.0175 [M+H–H₂O]⁺, 135.0063 [M+H–2H₂O]⁺, 125.0230 [M+H–H₂O–CO]⁺, 107.0135 [M+H–2H₂O–CO]⁺, 81.0356	125.0239 [M–H–CO₂]⁻	普洱
7	3–咖啡酰奎宁酸 3–Caffeoylquinic acid	$C_{16}H_{18}O_9$	5.00	355.1022 (3.6)	353.0876 (0.8)	163.0385 [M+H–C₇H₁₂O₆]⁺, 135.0430 [M+H–C₇H₁₂O₆–CO]⁺	191.0549 [M–H–C₇H₈O₃]⁻, 179.0338 [M–H–C₇H₁₀O₅]⁻, 135.0441 [M–H–C₇H₁₀O₅–CO₂]⁻	普洱
9	香草酸ᶜ Vanillic acidᶜ	$C_8H_8O_4$	5.29	ND	167.0357 (3.7)	ND	152.0104 [M–H–CH₃]⁻, 108.0242 [M–H–C₂H₅]⁻	陈皮
14	咖啡酰葡萄糖 Caffeoyl–glucose	$C_{15}H_{18}O_9$	5.75	ND	341.0881 (0.9)	ND	179.0339 [M–H–Glc]⁻, 161.0568 [M–H–Glc–H₂O]⁻, 135.0435 [M–H–Glc–CO₂]⁻	陈皮, 普洱

续上表

序号	化合物名称	分子式	RT/min	$[M+H]^+$ (Error, 10^{-6})	$[M-H]^-$ (Error, 10^{-6})	正模式二级碎片 (m/z) [b]	负模式二级碎片 (m/z) [b]	来源
15	3-p-香豆酰奎宁酸 3-p-Coumaroylquinic acid	$C_{16}H_{18}O_8$	5.83	339.1074 (-1)	337.0932 (1)	147.037 $[M+H-C_7H_{10}O_5-H_2O]^+$, 119.0495 $[M+H-C_9H_8O_5-CO_2-CO]^+$, 91.0564 $[M+H-C_7H_{10}O_5-HCOOH-CO]^+$	191.0544 $[M-H-C_9H_6O_2]^-$, 163.0384 $[M-H-C_7H_{10}O_3]^-$, 119.0511 $[M-H-C_7H_{10}O_5-CO_2]^-$	普洱
16	4-咖啡酰奎宁酸 4-Caffeoylquinic acid	$C_{16}H_{18}O_9$	5.94	355.1021 (0)	353.0874 (0.8)	163.0387 $[M+H-C_9H_6O_3]^+$, 145.0277, 135.0425 $[M+H-C_7H_{12}O_6-CO]^+$	191.0547 $[M-H-C_9H_6O_3]^-$, 179.0348 $[M-H-C_9H_{10}O_3]^-$, 173.042 $[M-H-C_7H_8O_4]^-$, 135.0456 $[M-H-C_7H_{10}O_5-CO_2]^-$, 93.0364	普洱
24	5-p-香豆酰奎宁酸 5-p-Coumaroylquinic acid	$C_{16}H_{18}O_8$	6.80	339.1071 (-0.6)	337.0937 (2.5)	147.0444 $[M+H-C_7H_{10}O_5-H_2O]^+$, 119.0500 $[M+H-C_9H_8O_5-CO_2-CO]^+$, 91.0555 $[M+H-C_7H_{10}O_5-HCOOH-CO]^+$	173.0444 $[M-H-C_9H_6O_2-H_2O]^-$, 163.0384 $[M-H-C_7H_{10}O_3]^-$, 119.0498 $[M-H-C_7H_{10}O_5-CO_2]^-$	普洱
25	咖啡酸 [c] Caffeic acid [c]	$C_9H_8O_4$	6.85	ND	179.0362 (4.5)	ND	135.043 $[M-H-CO_2]^-$	陈皮, 普洱
26	4-p-香豆酰奎宁酸 4-p-Coumaroylquinic acid	$C_{16}H_{18}O_8$	6.93	339.1074 (0.1)	337.0936 (2.5)	147.0047 $[M+H-C_7H_{10}O_5-H_2O]^+$, 119.0497 $[M+H-C_9H_8O_5-CO_2-CO]^+$, 91.0558 $[M+H-C_7H_{10}O_5-HCOOH-CO]^+$	191.0548 $[M-H-C_9H_6O_2]^-$, 173.0446 $[M-H-C_9H_6O_2-H_2O]^-$, 163.0366 $[M-H-C_7H_{10}O_3]^-$, 119.0504 $[M-H-C_7H_{10}O_5-CO_2]^-$	普洱
38	p-香豆酸 p-Coumaric acid	$C_9H_8O_3$	8.23	ND	163.0411 (2.2)	ND	119.0503 $[M-H-CO_2]^-$	普洱
46	阿魏酸 [a,c] Ferulic acid [a,c]	$C_{10}H_{10}O_4$	8.69	ND	193.0508 (0.7)	ND	178.0273 $[M-H-CH_3]^-$, 134.0360 $[M-H-CH_3-CO_2]^-$	陈皮
	黄烷醇类 Flavan-3-ols							

续上表

序号	化合物名称	分子式	RT/min	[M+H]$^+$ (Error, 10^{-6})	[M-H]$^-$ (Error, 10^{-6})	正模式二级碎片(m/z)^b	负模式二级碎片(m/z)^b	来源
6	没食子儿茶素 Gallocatechin	$C_{15}H_{14}O_7$	4.59	307.081 (-0.6)	305.0664 (2.1)	195.0637 [M+H-CO-2C$_2$H$_2$O]$^+$, 177.0532 [M+H-CO-2C$_2$H$_2$O-H$_2$O]$^+$, 139.0388 [M+H-C$_8$H$_8$O$_4$]$^+$	261.0807 [M-H-CO$_2$]$^-$, 221.0413 [M-H-2C$_2$H$_2$O]$^-$, 219.0621 [M-H-CO$_2$-CH$_2$O]$^-$, 179.0447 [M-H-C$_6$H$_8$O$_3$]$^-$, 165.0199 [M-H-C$_7$H$_8$O$_3$]$^-$, 137.0228 [M-H-CO$_2$-CH$_2$O-C$_5$H$_6$O]$^-$, 125.0236 [M-H-C$_9$H$_8$O$_4$]$^-$	普洱
12	表没食子儿茶素 Epigallocatechin	$C_{15}H_{14}O_7$	5.37	307.0815 (0.9)	305.0678 (1.5)	195.162 [M+H-CO-2C$_2$H$_2$O]$^+$, 177.054 [M+H-CO-2C$_2$H$_2$O-H$_2$O]$^+$, 139.0387 [M+H-C$_8$H$_8$O$_4$]$^+$	261.0784 [M-H-CO$_2$]$^-$, 221.0439 [M-H-2C$_2$H$_2$O]$^-$, 219.0667 [M-H-CO$_2$-CH$_2$O]$^-$, 179.0350 [M-H-C$_6$H$_8$O$_3$]$^-$, 165.0178 [M-H-C$_7$H$_8$O$_3$]$^-$, 137.0234 [M-H-CO$_2$-CH$_2$O-C$_5$H$_6$O]$^-$, 125.0245 [M-H-C$_9$H$_8$O$_4$]$^-$	普洱
17	儿茶素 Catechin	$C_{15}H_{14}O_6$	5.99	291.0865 (0.6)	289.0727 (2.5)	207.0652 [M+H-C$_4$H$_4$O$_2$]$^+$, 179.0679 [M+H-C$_4$H$_4$O$_2$-CO]$^+$, 139.0396 [M+H-C$_8$H$_8$O$_3$]$^+$, 123.0451 [M+H-C$_8$H$_8$O$_4$]$^+$	245.0818 [M-H-CO$_2$]$^-$, 205.0504 [M-H-2C$_2$H$_2$O]$^-$, 203.0703 [M-H-CO$_2$-C$_2$H$_2$O]$^-$, 137.0244 [M-H-C$_8$H$_8$O$_3$]$^-$	普洱
22	表儿茶素 Epicatechin	$C_{15}H_{14}O_6$	6.61	291.0866 (0.9)	289.0727 (3.4)	207.0649 [M+H-C$_4$H$_4$O$_2$]$^+$, 147.0441 [M+H-C$_4$H$_4$O$_2$-C$_2$H$_2$O-H$_2$O]$^+$, 139.0397 [M+H-C$_8$H$_8$O$_3$]$^+$, 123.0452 [M+H-C$_8$H$_8$O$_4$]$^+$	245.0839 [M-H-CO$_2$]$^-$, 205.0505 [M-H-2C$_2$H$_2$O]$^-$, 203.0714 [M-H-CO$_2$-C$_2$H$_2$O]$^-$, 161.0595 [M-H-CO$_2$-2C$_2$H$_2$O]$^-$, 151.0397 [M-H-C$_7$H$_6$O$_3$]$^-$	普洱

续上表

序号	化合物名称	分子式	RT/min	$[M+H]^+$ (Error, 10^{-6})	$[M-H]^-$ (Error, 10^{-6})	正模式二级碎片(m/z) [b]	负模式二级碎片(m/z) [b]	来源
23	表没食子儿茶素没食子酸酯 Epigallocatechin-3-O-gallate	$C_{22}H_{18}O_{11}$	6.76	459.0918 (0.2)	457.0787 (2.2)	289.0365 $[M+H-C_7H_6O_4]^+$, 139.0388	305.0658 $[M-H-C_7H_4O_4]^-$, 169.0123 $[C_7H_5O_3]^-$, 125.0237 $[M-H-C_7H_4O_4-C_9H_8O_4]^-$	普洱
28	没食子儿茶素没食子酸酯 Gallocatechin-3-O-gallate	$C_{22}H_{18}O_{11}$	7.00	459.0920 (0)	457.0777 (1.6)	289.2269 $[M+H-C_7H_6O_5]^+$, 139.1220	305.0636 $[M-H-C_7H_4O_4]^-$, 169.0137 $[C_7H_5O_3]^-$, 125.0244 $[M-H-C_7H_4O_4-C_9H_8O_4]^-$	普洱
33	表儿茶素没食子酸酯 Epicatechin-3-O-gallate	$C_{22}H_{18}O_{10}$	7.86	443.097 (−0.2)	441.0830 (1.2)	291.0484 $[M+H-C_7H_4O_4]^+$, 191.0347, 123.0459	289.0711 $[M-H-C_7H_4O_4]^-$, 169.0131 $[C_7H_5O_3]^-$, 125.0243 $[M-H-C_7H_4O_4-C_9H_8O_4]^-$	普洱
35	儿茶素没食子酸酯 Catechin-3-O-gallate	$C_{22}H_{18}O_{10}$	8.01	443.0972 (0.3)	441.0824 (0.7)	291.0884 $[M+H-C_7H_4O_4]^+$, 273.0787, 139.0393, 123.0455	289.0710 $[M-H-C_7H_4O_4]^-$, 245.0819 $[M-H-C_7H_4O_4-CO_2]^-$, 169.0129 $[C_7H_5O_3]^-$, 125.0244 $[M-H-C_7H_4O_4-C_9H_8O_3]^-$	普洱
	生物碱类 Alkaloids							
2	辛弗林 [a,c] Synephrine [a,c]	$C_9H_{13}NO_2$	2.72	168.1014 (−4.7)	ND	150.0913 $[M+H-H_2O]^+$, 135.0681 $[M+H-H_2O-CH_3]^+$, 107.0500 $[M+H-H_2O-CH_3-CO]^+$, 91.0561, 77.0409, 65.0417	ND	陈皮
8	可可碱/茶碱 Theobromine/Theophylline	$C_7H_8N_4O_2$	5.21	181.0721 (0.4)	179.0585 (5.7)	124.0500 $[M+H-C_2H_3NO]^+$, 96.0567 $[M+H-C_2H_3NO-CO]^+$	164.0332 $[M-H-CH_3]^-$, 122.0354 $[M-H-C_2H_3NO]^-$	普洱
11	8-氧化咖啡因 8-Oxocaffeine	$C_8H_{10}N_4O_3$	5.36	211.0824 (−0.9)	209.0689 (2.9)	196.0589 $[M+H-CH_3]^+$, 154.0581 $[M+H-C_2H_3NO]^+$	194.0432 $[M-H-CH_3]^-$, 137.0218 $[M-H-C_2H_3NO-CH_3]^-$	普洱

续上表

序号	化合物名称	分子式	RT/min	[M+H]+ (Error, 10^-6)	[M-H]- (Error, 10^-6)	正模式二级碎片(m/z) [b]	负模式二级碎片(m/z) [b]	来源
19	咖啡因 [a] Caffeine [a]	$C_8H_{10}N_4O_2$	6.32	195.0877 (0.2)	ND	138.0658 $[M+H-C_2H_3NO]^+$, 123.0425 $[M+H-C_2H_3NO-CH_3]^+$, 110.0714 $[M+H-C_2H_3NO-CO]^+$	ND	普洱
53	枸橼苦素 III Citrusin III	$C_{36}H_{53}N_7O_9$	11.84	728.3982 (0.6)	726.3872 (4.4)	700.4062 $[M+H-CO]^+$, 587.3161, 474.2319	696.3815, 590.3348	陈皮
60	枸橼苦素 I Citrusin I	$C_{34}H_{53}N_7O_9$	13.74	704.3975 (−0.4)	ND	686.3833 $[M+H-H_2O]^+$	ND	陈皮
	柠檬苦素类 Limonoids							
75	柠檬苦素 [c] Limonin [c]	$C_{26}H_{30}O_8$	16.65	471.2013 (0)	ND	425.1982 $[M+H-CH_2O_2]^+$, 161.0631	ND	陈皮
	黄酮类 Flavonoids							
10	白藜素 Ampelopsin	$C_{15}H_{12}O_8$	5.33	321.0005 (−0.1)	319.046 (0.3)	183.0294 $[M+H-C_7H_6O_3]^+$, 139.0374 $[M+H-C_8H_6O_4]^+$	137.0239 $[M-H-C_8H_8O_4]^-$	普洱
13	木犀草素 −6,8−二−C−葡萄糖 [c] Luteolin −6,8−di−C−glucoside [c]	$C_{27}H_{30}O_{16}$	5.73	611.1599 (−1)	609.1477 (2.6)	593.1499 $[M+H-H_2O]^+$, 575.1404 $[M+H-2H_2O]^+$, 557.1410 $[M+H-3H_2O]^+$, 473.1021 $[M+H-C_4H_8O_4-H_2O]^+$, 353.0650 $[M+H-2C_4H_8O_4-H_2O]^+$	489.1057 $[M-H-C_4H_8O_4]^-$, 399.0745 $[M-H-C_4H_8O_4-C_3H_6O_3]^-$, 369.0630 $[M-H-2C_4H_8O_4]^-$	陈皮
18	维采宁 −2 [c] Vicenin −2 [c]	$C_{27}H_{30}O_{15}$	6.21	595.1659 (0.2)	593.1531 (3.3)	577.1542 $[M+H-H_2O]^+$, 559.1450 $[M+H-2H_2O]^+$, 541.1356 $[[M+H-3H_2O]^+$	503.1220 $[M-H-C_3H_6O_3]^-$, 473.1112 $[M-H-C_4H_8O_4]^-$, 383.0790 $[M-H-C_4H_8O_4-C_3H_6O_3]^-$, 353.0681 $[M-H-2C_4H_8O_4]^-$	陈皮

续上表

序号	化合物名称	分子式	RT/min	[M+H]+ (Error, 10^{-6})	[M-H]- (Error, 10^{-6})	正模式二级碎片 (m/z) [b]	负模式二级碎片 (m/z) [b]	来源
20	金圣草黄素-6,8-二-C-葡萄糖 Chrysoeriol-6,8-di-C-glucoside	$C_{28}H_{32}O_{16}$	6.41	625.1762 (-0.3)	623.1641 (3.8)	607.1664 [M+H-H$_2$O]$^+$, 589.1550 [M+H-2H$_2$O]$^+$, 571.1434 [M+H-3H$_2$O]$^+$, 487.1228 [M+H-C$_4$H$_8$O$_4$-H$_2$O]$^+$, 367.0839 [M+H-2C$_4$H$_8$O$_4$-H$_2$O]$^+$	503.1236 [M-H-C$_4$H$_8$O$_4$]$^-$, 413.0898 [M-H-C$_4$H$_8$O$_4$-C$_3$H$_6$O$_3$]$^-$, 383.0794 [M-H-2C$_4$H$_8$O$_4$]$^-$	陈皮
21	芸香柚皮苷 Narirutin [c]	$C_{27}H_{32}O_{14}$	6.43	581.1855 (-1.8)	579.1376 (-1.1)	273.0742 [M+H-Glc-Rha]$^+$	ND	陈皮
27	异红草苷 Isoorientin [c]	$C_{21}H_{20}O_{11}$	6.95	449.1079 (0.2)	447.0937 (1)	431.0971 [M+H-H$_2$O]$^+$, 413.0877 [M+H-2H$_2$O]$^+$, 395.0755 [M+H-3H$_2$O]$^+$, 329.0657 [M+H-C$_4$H$_8$O$_4$-H$_2$O]$^+$, 299.0556 [M+H-C$_5$H$_6$O$_3$]$^+$	357.0623 [M-H-C$_3$H$_6$O$_3$]$^-$, 327.0505 [M-H-C$_4$H$_8$O$_4$]$^-$	陈皮
29	红草苷 Orientin [c]	$C_{21}H_{20}O_{11}$	7.18	449.1075 (-0.7)	447.0938 (2.1)	431.0972 [M+H-H$_2$O]$^+$, 413.0860 [M+H-2H$_2$O]$^+$, 395.0802 [M+H-3H$_2$O]$^+$, 329.0644 [M+H-C$_4$H$_8$O$_4$-H$_2$O]$^+$, 299.0561 [M+H-C$_5$H$_6$O$_3$]$^+$	357.0623 [M-H-C$_3$H$_6$O$_3$]$^-$, 327.0505 [M-H-C$_4$H$_8$O$_4$]$^-$	陈皮
30	芦丁 Rutin [a,c]	$C_{27}H_{30}O_{16}$	7.54	611.1607 (0)	609.1479 (2.9)	465.1023 [M+H-Rha]$^+$, 303.0498 [M+H-Rha-Glc]$^+$	301.0352 [M-H-Rha-Glc]$^-$	陈皮, 普洱
31	忍冬苷 Lonicerin [c]	$C_{27}H_{30}O_{15}$	7.60	595.1656 (-0.3)	593.1534 (3)	449.1063 [M+H-Rha]$^+$, 287.0548 [M+H-Glc-Rha]$^+$	285.0413 [M-H-Glc-Rha]$^-$	陈皮, 普洱

续上表

序号	化合物名称	分子式	RT/min	[M+H]+ (Error, 10^{-6})	[M-H]- (Error, 10^{-6})	正模式二级碎片 (m/z) [b]	负模式二级碎片 (m/z) [b]	来源
32	芹菜素-8-C-葡萄糖苷 Apigenin-8-C-glucoside	$C_{21}H_{20}O_{10}$	7.74	433.1128 (-0.2)	431.0992 (1.8)	415.1031 [M+H-H_2O]^+, 397.0910 [M+H-2H_2O]^+, 379.0809 [M+H-3H_2O]^+, 313.0705 [M+H-C_4H_8O_4]^+, 283.0601 [M+H-C_5H_6O_3]^+	341.0674 [M-H-C_6H_6O_3]^-, 311.0567 [M-H-C_4H_8O_4]^-, 283.0617 [M-H-C_4H_8O_4-CO]^-	陈皮
34	槲皮素-3-O-葡萄糖苷 Quercetin-3-O-glucoside	$C_{21}H_{20}O_{12}$	7.95	465.1031 (0.7)	463.0887 (1)	303.0497 [M+H-Glc]^+	301.0356 [M-H-Glc]^-, 271.0049, 151.0024 [M-H-Glc-C_8H_6O_3]^-	普洱
36	香叶木素-6-C-葡萄糖苷 Diosmetin-6-C-glucoside	$C_{22}H_{22}O_{11}$	8.08	463.1237 (-0.2)	461.1093 (0.8)	445.1231 [M+H-H_2O]^+, 427.1036 [M+H-2H_2O]^+, 409.0924 [M+H-3H_2O]^+, 343.0801 [M+H-C_4H_8O_4]^+, 313.0700 [M+H-C_5H_6O_3]^+	371.0829 [M-H-C_5H_6O_3]^-, 341.0686 [M-H-C_4H_8O_4]^-, 298.0489 [M-H-C_4H_8O_4-CO-CH_3]^-	陈皮
37	山奈酚-3-O-芸香糖苷 Kaempferol-3-O-rutinoside	$C_{27}H_{30}O_{15}$	8.15	595.1652 (-0.1)	593.1529 (2.9)	449.1063 [M+H-Rha]^+, 287.0548 [M+H-Rha-Glc]^+	285.0406 [M-H-Glc-Rha]^-	普洱
39	柚皮苷 [a,c] Naringin	$C_{27}H_{32}O_{14}$	8.25	581.1868 (0.6)	597.1743 (4.1)	419.1312 [M+H-Glc]^+, 273.0762 [M+H-Rha-Glc]^+, 153.0179 [M+H-Rha-Glc-C_8H_8O]^+	271.0615 [M-H-Glc-Rha]^-, 151.0027 [M-H-Rha-Glc-C_8H_8O]^-	陈皮
40	野漆树苷 [a,c] Rhoifolin	$C_{27}H_{30}O_{14}$	8.30	579.1713 (0.8)	577.158 (2.9)	433.1121 [M+H-Rha]^+, 271.0599 [M+H-Rha-Glc]^+	269.0455 [M-H-Rha-Glc]^-	陈皮
41	香叶木苷 [c] Diosmin	$C_{28}H_{32}O_{15}$	8.47	609.1868 (-0.4)	607.1687 (3.4)		299.0566 [M-H-Glc-Rha]^-, 284.0333 [M-H-Glc-Rha-CH_3]^-	陈皮
42	山奈酚-3-O-葡萄糖苷 Kaempferol-3-O-glucoside	$C_{21}H_{20}O_{11}$	8.59	449.108 (0.4)	447.0944 (1)	287.0561 [M+H-Glc]^+	284.0329 [M-H-Glc]^-, 255.0300 [M-H-Glc-CHO]^-, 227.0344 [M-H-Glc-CHO-CO]^-	普洱

续上表

序号	化合物名称	分子式	RT/min	[M+H]+ (Error, 10^{-6})	[M−H]− (Error, 10^{-6})	正模式二级碎片 (m/z) [b]	负模式二级碎片 (m/z) [b]	来源
43	新地奥明 Neodiosmin	$C_{28}H_{32}O_{15}$	8.60	609.1811 (−0.4)	607.1684 (2.6)	463.1253 [M+H−Rha]+, 301.0717 [M+H−Rha−Glc]+, 286.0465 [M+H−Rha−Glc−CH_3]+	299.0569 [M−H−Glc−Rha]−, 284.0325 [M−H−Glc−Rha−CH_3]−	陈皮
44	橙皮苷 [a, c] Hesperidin [a, c]	$C_{28}H_{34}O_{15}$	8.64	611.1968 (−0.3)	609.1849 (3.7)	449.1425 [M+H−Glc]+, 303.0864 [M+H−Rha−Glc]+, 153.0181 [M+H−Rha−Glc−C_9H_{10}O_2]+	301.0729 [M−H−Rha−Glc]−, 286.0496 [M−H−Rha−Glc−CH_3]−	陈皮
45	高圣草酚 [c] Homoeriodictyol [c]	$C_{16}H_{14}O_6$	8.68	303.0863 (0.1)	301.0722 (0.6)	153.0177 [M+H−C_9H_{10}O_2]+, 117.0337 [M+H−C_9H_{10}O_2−2H_2O]+	286.0511 [M−H−CH_3]−, 151.0032 [M−H−C_9H_{10}O_2]−	陈皮
47	5,3'-二羟基-7,4'-二甲氧基黄酮 [c] 5,3'-Dihydroxy-7,4'-dimethoxyflavone [c]	$C_{17}H_{14}O_6$	9.54	315.0856 (−2)	ND	300.0617 [M+H−CH_3]+, 285.0427 [M+H−2CH_3]+	ND	陈皮
48	杨梅素 Myricetin	$C_{15}H_{10}O_8$	9.57	319.0447 (−0.4)	317.0312 (2.3)	273.0387 [M+H−H_2O−CO]+, 245.0457 [M+H−H_2O−2CO]+, 153.0185 [M+H−C_8H_6O_4]+	271.0213 [M−H−H_2O−CO]−, 178.9975 [M−H−C_7H_6O_3]−, 151.0024 [M−H−C_8H_6O_4]−	普洱
49	柚橘苷 [a] Poncirin [a]	$C_{28}H_{34}O_{14}$	10.63	595.2021 (0)	593.1903 (3.8)	449.1415 [M+H−Rha]+, 287.0914 [M+H−Glc−Rha]+, 153.0170 [M+H−Glc−Rha−C_9H_{10}O]+	285.0768 [M−H−Glc−Rha]−	陈皮
50	异樱花素 [c] Isosakuranetin [c]	$C_{16}H_{14}O_5$	10.69	287.0913 (−0.5)	285.0775 (2.8)	153.0173 [M+H−C_9H_{10}O]+, 133.0633 [M+H−C_7H_4O_4]+	243.0632 [M−H−C_2H_3O]−	陈皮
51	木犀草素 [c] Luteolin [c]	$C_{15}H_{10}O_6$	11.40	287.0549 (−0.4)	285.0409 (1.1)	153.0203 [M+H−C_8H_6O_2]+, 285.0372 [M+H−H_2O]+	133.0290 [M−H−C_7H_4O_4]−	普洱
52	槲皮素 [c] Quercetin [c]	C15H10O7	11.51	303.0501 (0.4)	301.0365 (3.8)	257.0441 [M+H−H_2O−CO]+, 229.0498 [M+H−H_2O−2CO]+, 153.0177 [M+H−C_8H_6O_3]+	178.9976 [M−H−C_7H_6O_2]−, 151.0027 [M−H−C_8H_6O_3]−	普洱

续上表

序号	化合物名称	分子式	RT/min	$[M+H]^+$ (Error, 10^{-6})	$[M-H]^-$ (Error, 10^{-6})	正模式二级碎片(m/z) [b]	负模式二级碎片(m/z) [b]	来源
54	单羟基-三甲氧基黄酮 Monohydroxy-trimethoxyflavone	$C_{18}H_{16}O_6$	12.25	329.1019 (-0.1)	ND	314.0820 $[M+H-CH_3]^+$, 299.0540 $[M+H-2CH_3]^+$, 271.0680 $[M+H-2CH_3-CO]^+$, 181.0096, 153.0138	ND	陈皮
55	7-Hydroxy-3,5,6,8-四甲氧基黄酮 7-Hydroxy-3,5,6,8-tetramethoxy-flavone	$C_{19}H_{18}O_7$	12.69	359.113 (1.3)	ND	344.0912 $[M+H-CH_3]^+$, 329.0663 $[M+H-2CH_3]^+$	ND	陈皮
56	柚皮素 Naringenin [a,c]	$C_{15}H_{12}O_5$	13.16	273.0758 (0.1)	271.0626 (2.5)	153.0185 $[M+H-C_8H_8O]^+$, 147.0442, 119.0500	151.0032 $[M-H-C_8H_8O]^-$, 119.0505 $[M-H-C_7H_4O_4]^-$, 107.0143 $[M-H-C_8H_8O-CO_2]^-$	陈皮
57	芹菜素 Apigenin [a,c]	$C_{15}H_{10}O_5$	13.30	271.0601 (0.1)	269.0466 (3.9)	153.0175 $[M+H-C_8H_6O]^+$	151.003 $[M-H-C_8H_6O]^+$	普洱
58	7-Hydroxy-5,6,8,4′-四甲氧基黄酮 7-Hydroxy-5,6,8,4′-tetramethoxy-flavone [c]	$C_{19}H_{18}O_7$	13.65	359.1125 (-0.1)	ND	344.0851 $[M+H-CH_3]^+$, 329.0633 $[M+H-2CH_3]^+$, 326.0779 $[M+H-CH_3-H_2O]^+$, 298.0814 $[M+H-CH_3-CO-H_2O]^+$	ND	陈皮
59	山奈酚 Kaempferol [a,c]	$C_{15}H_{10}O_6$	13.67	287.055 (0.1)	285.0413 (4.5)	153.0170 $[M+H-C_8H_6O_2]^+$	286.0484 $[M-H-CH_3]^-$	普洱
61	橙皮素 Hesperetin [a,c]	$C_{16}H_{14}O_6$	13.76	303.0865 (0.7)	301.0724 (3.4)	177.0546, 153.0177 $[M+H-C_9H_{10}O_2]^+$, 286.066 $[M+H-CH_3]^+$	151.0022 $[M-H-C_9H_{10}O_2]^-$, 284.0328 $[M-H-CH_3]^-$	陈皮
62	金圣草黄素 Chrysoeriol [c]	$C_{16}H_{12}O_6$	13.76	301.0709 (0.9)	299.0571 (3.2)	258.0526 $[M+H-CH_3-CO]^+$, 229.0485 $[M+H-CO_2-CO]^+$, 153.0152 $[M+H-C_9H_8O_2]^+$	256.093 $[M-H-CH_3-CO]^-$, 227.052 $[M-H-CO_2-CO]^-$, 151.0010 $[M-H-C_9H_8O_2]^-$	陈皮

续上表

序号	化合物名称	分子式	RT/min	[M+H]+ (Error, 10^{-6})	[M-H]- (Error, 10^{-6})	正模式二级碎片 (m/z) [b]	负模式二级碎片 (m/z) [b]	来源
63	5-羟基-3,6,7,8-四甲氧基黄酮 5-Hydroxy-3,6,7,8-tetramethoxyflavone	$C_{19}H_{18}O_7$	14.12	359.1126 (0.3)	ND	344.0904 $[M+H-CH_3]^+$, 329.0614 $[M+H-2CH_3]^+$, 298.0815 $[M+H-CH_3-CO-H_2O]^+$	ND	陈皮
64	5,6,7,3',4'-五甲氧基黄烷酮 5,6,7,3',4'-Pentamethoxyflavanone	$C_{20}H_{22}O_7$	14.36	375.1441 (0.8)	ND	211.0594 $[M+H-C_{10}H_{10}O_2]^+$, 196.0361 $[M+H-C_{10}H_{10}O_2-CH_3]^+$, 150.0311 $[M+H-C_{10}H_{10}O_2-CO-CH_3-H_2O]^+$	ND	陈皮
65	7-羟基-5,6,8,3',4'-五甲氧基黄酮 7-Hydroxy-5,6,8,3',4'-pentamethoxyflavone	$C_{20}H_{20}O_8$	14.52	389.1233 (0.4)	ND	374.0990 $[M+H-CH_3]^+$, 359.0759 $[M+H-2CH_3]^+$, 341.0635 $[M+H-2CH_3-H_2O]^+$, 197.0073 $[M+H-C_{10}H_{10}O_2-2CH_3]^+$	ND	陈皮
66	3'-羟基-5,6,7,8,4'-五甲氧基黄酮/4'-羟基-5,6,7,8,3'-五甲氧基黄酮 3'-Hydroxy-5,6,7,8,4'-pentamethoxyflavone/4'-Hydroxy-5,6,7,8,3'-pentamethoxyflavone	$C_{20}H_{20}O_8$	14.53	389.1233 (0.4)	ND	374.0990 $[M+H-CH_3]^+$, 359.0759 $[M+H-2CH_3]^+$, 344.0635 $[M+H-3CH_3]^+$	ND	陈皮
67	6-羟基-5,7,8,4'-四甲氧基黄酮 6-Hydroxy-5,7,8,4'-tetramethoxyflavone	$C_{19}H_{18}O_7$	14.80	359.1124 (-0.3)	ND	344.0866 $[M+H-CH_3]^+$, 329.0637 $[M+H-2CH_3]^+$, 314.0393 $[M+H-3CH_3]^+$, 183.0314	ND	陈皮
68	异橙黄酮 (3',4',5,7,8-五甲氧基黄酮) Isosinensetin [c] (3',4',5,7,8-pentamethoxyflavone)	$C_{20}H_{20}O_7$	15.16	373.1285 (0.9)	ND	358.1048 $[M+H-CH_3]^+$, 343.0811 $[M+H-2CH_3]^+$, 315.0865 $[M+H-2CH_3-CO]^+$	ND	陈皮

续上表

序号	化合物名称	分子式	RT/min	[M+H]+ (Error, 10^-6)	[M-H]- (Error, 10^-6)	正模式二级碎片(m/z)[b]	负模式二级碎片(m/z)[b]	来源
69	单羟基-六甲氧基黄酮 Monohydroxy-hexamethoxyflavone	$C_{21}H_{22}O_9$	15.35	419.1335 (-0.4)	ND	404.1055 [M+H-CH_3]+, 389.0878 [M+H-2CH_3]+	ND	陈皮
70	单羟基-五甲氧基黄烷酮 Monohydroxy-pentamethoxyflavanone	$C_{20}H_{22}O_8$	15.49	391.1385 (-0.6)	ND	241.0709 [M+H-C_9H_{10}O_2]+, 226.0452 [M+H-C_9H_{10}O_2-CH_3]+, 211.0249 [M+H-C_9H_{10}O_2-2CH_3]+, 183.0300 [M+H-C_9H_{10}O_2-2CH_3-CO]+	ND	陈皮
71	5-羟基-6,7,8,4'-四甲氧基黄酮 5-Hydroxy-6,7,8,4'-tetramethoxyflavone	$C_{19}H_{18}O_7$	15.51	359.1133 (2.2)	ND	329.0656 [M+H-2CH_3]+	ND	陈皮
72	5-羟基-7,8,3',4'-四甲氧基黄酮 5-Hydroxy-7,8,3',4'-tetramethoxyflavone	$C_{19}H_{18}O_7$	16.21	359.1129 (1)	ND	344.0908 [M+H-CH_3]+, 329.0672 [M+H-2CH_3]+, 311.0543 [M+H-2CH_3-H_2O]+, 197.0043 [M+H-C_{10}H_{10}O_2]+, 169.0114 [M+H-C_{10}H_{10}O_2-CO]+	ND	陈皮
73	5,7,3',4'-四甲氧基黄酮 5,7,3',4'-Tetramethoxyflavone	$C_{19}H_{18}O_6$	16.22	343.1178 (0.5)	ND	328.0944 [M+H-CH_3]+, 327.0881 [M+H-CH_3]+, 312.0610 [M+H-2CH_3]+, 299.0894 [M+H-CH_4-CO]+, 283.0562 [M+H-2CH_4-CO]+	ND	陈皮
74	甜橙黄酮[a,c] Sinensetin[a,c]	$C_{20}H_{20}O_7$	16.60	373.1287 (1.3)	ND	358.1072 [M+H-CH_3]+, 357.0983 [M+H-CH_3]+, 343.0829 [M+H-2CH_3]+, 315.0868 [M+H-2CH_3-CO]+	ND	陈皮

续上表

序号	化合物名称	分子式	RT/min	[M+H]$^+$ (Error, 10^{-6})	[M−H]$^-$ (Error, 10^{-6})	正模式二级碎片 (m/z) [b]	负模式二级碎片 (m/z) [b]	来源
76	5,6,7,4′-四甲氧基黄酮 5,6,7,4′-Tetramethoxyflavone	$C_{19}H_{18}O_6$	16.83	343.1178 (0.5)	ND	328.0946 [M+H−CH$_3$]$^+$, 327.0846 [M+H−CH$_4$]$^+$, 313.0710 [M+H−2CH$_3$]$^+$, 299.0918 [M+H−CH$_4$−CO]$^+$, 285.0763 [M+H−2CH$_3$−CO]$^+$, 153.0185	ND	陈皮
77	5,7,8,3′,4′-五甲氧基黄烷酮 5,7,8,3′,4′-Pentamethoxyflavanone	$C_{20}H_{22}O_7$	16.95	375.1438 (0)	ND	211.0594 [M+H−C$_{10}$H$_{10}$O$_2$]$^+$, 196.0362 [M+H−C$_{10}$H$_{10}$O$_2$−CH$_3$]$^+$, 168.0406 [M+H−C$_{11}$H$_{10}$O$_3$−CH$_3$]$^+$	ND	陈皮
78	二羟基-三甲氧基黄酮 Dihydroxy-trimethoxyflavone	$C_{18}H_{16}O_7$	17.57	345.0972 (1)	ND	330.0747 [M+H−CH$_3$]$^+$, 315.0490 [M+H−2CH$_3$]$^+$, 301.0706 [M+H−CO$_2$]$^+$	ND	陈皮
79	5,6,7,8,3′,4′-六甲氧基黄烷酮 5,6,7,8,3′,4′-Hexamethoxyflavanone	$C_{21}H_{24}O_8$	17.76	405.1547 (0.8)	ND	241.0705 [M+H−C$_{10}$H$_{10}$O$_2$]$^+$, 226.0464 [M+H−C$_{10}$H$_{10}$O$_2$−CH$_3$]$^+$, 211.0233 [M+H−C$_{10}$H$_{10}$O$_2$−2CH$_3$]$^+$, 183.0287	ND	陈皮
80	5,7,4′-三甲氧基黄酮 5,7,4′-Trimethoxyflavone	$C_{18}H_{16}O_5$	18.07	313.1084 (4.4)	ND	298.0896 [M+H−CH$_3$]$^+$, 270.0929 [M+H−CO−CH$_3$]$^+$, 269.0823 [M+H−CO$_2$]$^+$	ND	陈皮
81	川陈皮素[a,c] Nobiletin[a,c]	$C_{21}H_{22}O_8$	18.09	403.1391 (0.8)	ND	388.1145 [M+H−CH$_3$]$^+$, 373.0905 [M+H−2CH$_3$]$^+$, 358.0677 [M+H−3CH$_3$]$^+$, 327.0853 [M+H−3CH$_3$−OCH$_3$]$^+$	ND	陈皮

续上表

序号	化合物名称	分子式	RT/min	[M+H]$^+$ (Error, 10^{-6})	[M-H]$^-$ (Error, 10^{-6})	正模式二级碎片(m/z) ^{b}	负模式二级碎片(m/z) ^{b}	来源
82	二羟基-四甲氧基黄酮 Dihydroxy-tetramethoxyflavone	$C_{19}H_{18}O_8$	18.16	375.1072 (0.9)	ND	360.0817 [M+H-CH$_3$]$^+$, 345.0568 [M+H-2CH$_3$]$^+$, 330.0371 [M+H-3CH$_3$]$^+$, 327.0484 [M+H-2CH$_3$-H$_2$O]$^+$, 197.0088	ND	陈皮
83	5,7,8,4'-四甲氧基黄酮 5,7,8,4'-Tetramethoxyflavone	$C_{19}H_{18}O_6$	18.39	343.118 (1.2)	ND	327.0862 [M+H-CH$_4$]$^+$, 313.0710 [M+H-2CH$_3$]$^+$, 285.0751 [M+H-2CH$_3$-CO]$^+$, 282.0890 [M+H-2CH$_3$-OCH$_3$]$^+$, 153.0179	ND	陈皮
84	单羟基-四甲氧基黄烷酮 Monohydroxy-tetramethoxyflavanone	$C_{19}H_{20}O_7$	18.88	361.1284 (0.5)	ND	197.0425 [M+H-C$_{10}$H$_{12}$O$_2$]$^+$, 182.0205 [M+H-C$_{10}$H$_{12}$O$_2$-CH$_3$]$^+$, 136.0151	ND	陈皮
85	3,5,6,7,8,3',4'-六甲氧基黄酮 3,5,6,7,8,3',4'-Heptemethoxyflavone	$C_{22}H_{24}O_9$	19.08	433.1496 (0.8)	ND	418.1268 [M+H-CH$_3$]$^+$, 403.1024 [M+H-2CH$_3$]$^+$, 385.0925 [M+H-2CH$_3$-H$_2$O]$^+$, 345.0610 [M+H-4CH$_3$-CO]$^+$	ND	陈皮
86	5-羟基-6,7,8,3',4'-五甲氧基黄烷酮 5-Hydroxy-6,7,8,3',4'-pentamethoxyflavanone	$C_{20}H_{22}O_8$	19.56	391.139 (0.7)	ND	227.0535 [M+H-C$_{10}$H$_{12}$O$_2$]$^+$, 212.0306 [M+H-C$_{10}$H$_{12}$O$_2$-CH$_3$]$^+$, 149.0224	ND	陈皮
87	单羟基-四甲氧基黄酮 Monohydroxy-tetramethoxyflavone	$C_{19}H_{18}O_7$	19.65	359.1124 (-0.3)	ND	344.0900 [M+H-CH$_3$]$^+$, 326.0762 [M+H-CH$_3$-H$_2$O]$^+$, 298.0828 [M+H-CH$_3$-CO-H$_2$O]$^+$, 162.0676	ND	陈皮

续上表

序号	化合物名称	分子式	RT/min	$[M+H]^+$ (Error, 10^{-6})	$[M-H]^-$ (Error, 10^{-6})	正模式二级碎片(m/z)[b]	负模式二级碎片(m/z)[b]	来源
88	橘皮素[a,c] Tangeretin	$C_{20}H_{20}O_7$	19.88	373.1286 (1.1)	ND	358.1049 $[M+H-CH_3]^+$, 343.0810 $[M+H-2CH_3]^+$, 328.0584 $[M+H-3CH_3]^+$, 325.0715 $[M+H-2CH_3-H_2O]^+$, 315.0868 $[M+H-2CH_3-CO]^+$	ND	陈皮
89	单羟基-四甲氧基黄酮 Monohydroxy-tetramethoxyflavone	$C_{19}H_{18}O_7$	20.50	359.1125 (0)	ND	344.0867 $[M+H-CH_3]^+$, 343.0808 $[M+H-CH_4]^+$, 315.0845 $[M+H-CO_2]^+$, 164.041	ND	陈皮
90	5-羟基-6,7,8,3',4'-五甲氧基黄酮 5-Hydroxy-6,7,8,3',4'-pentamethoxyflavone	$C_{20}H_{20}O_8$	21.20	389.1234 (0.9)	ND	374.0984 $[M+H-CH_3]^+$, 359.0756 $[M+H-2CH_3]^+$, 341.0658 $[M+H-2CH_3-H_2O]^+$, 197.0088 $[M+H-C_{10}H_{12}O_2-2CH_3]^+$	ND	陈皮
91	柚皮黄素 Natsudaidain	$C_{21}H_{22}O_9$	22.26	419.1337 (0.1)	ND	404.1168 $[M+H-CH_3]^+$, 389.0870 $[M+H-2CH_3]^+$, 371.0800 $[M+H-2CH_3-H_2O]^+$	ND	陈皮
92	单羟基-四甲氧基黄酮 Monohydroxy-tetramethoxyflavone	$C_{19}H_{18}O_7$	23.02	359.1127 (-0.3)	ND	344.0886 $[M+H-CH_3]^+$, 329.0654 $[M+H-2CH_3]^+$, 311.0552 $[M+H-2CH_3-H_2O]^+$, 197.0069	ND	陈皮

注：[a] 对照品确证；[b] 碎片丢失；[c] 谱库检索对照（中药质谱数据库，1.0版本，美国 AB Sciex 公司）。Glc 为葡萄糖，Rha 为鼠李糖，ND 为表示没有检测到响应。

【成分分析】

（一）儿茶素类成分分析

从新会柑普茶中检测到 8 个儿茶素类化合物（catechin），属于黄烷醇类化合物，其结构式见图 3 - 1。

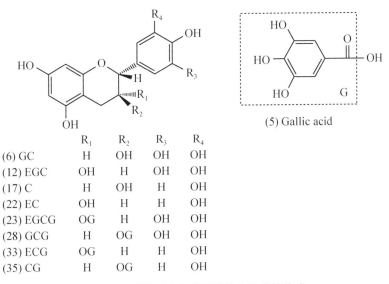

	R_1	R_2	R_3	R_4
(6) GC	H	OH	OH	OH
(12) EGC	OH	H	OH	OH
(17) C	H	OH	H	OH
(22) EC	OH	H	H	OH
(23) EGCG	OG	H	OH	OH
(28) GCG	H	OG	OH	OH
(33) ECG	OG	H	H	OH
(35) CG	H	OG	H	OH

图 3 - 1　柑普茶中儿茶素类化合物的结构式

注：图中括号中的数字为化合物编号。

化合物 6 在负模式下（图 3 - 2）的准分子离子峰 [M - H]$^-$ 为 m/z 305.0664（$C_{15}H_{14}O_7$）；二级碎片中能观察到 m/z 261.0807，m/z 219.0621，推测分别为准分子离子峰接连丢失一分子 CO_2、C_2H_2O、C_5H_6O，其中，CO_2 的丢失发生在 B 环，在此基础上进一步在 A 环断裂丢失 C_2H_2O，接着连接 B 环的单键断裂丢失 C_5H_6O；m/z 221.0413 推测为准分子离子峰丢失 2 分子 C_2H_2O 而得，2 个 C_2H_2O 分别发生在 A 环和 B 环；m/z 176.0447 推测为准分子离子峰丢失一分子 $C_6H_6O_3$ 得到；m/z 165.0199，m/z 125.0236 推测为 RDA 反应产生的 $^{1,3}A^-$、$^{1,4}A^-$。该裂解途径见图 3 - 3。化合物 12 具有相同的分子量与裂解行为（图 3 - 4）。根据化合物的精确分子量、质谱碎片及参考文献[104]，推测化合物 6、化合物 12 分别为没食子儿茶素、表没食子儿茶素。

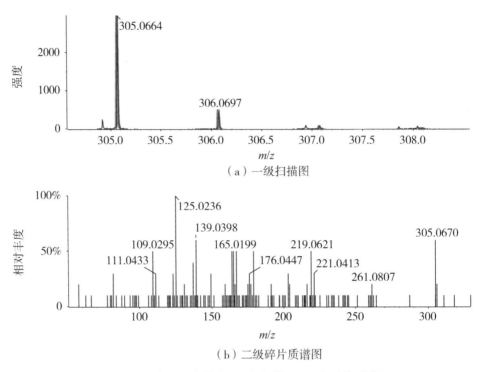

（a）一级扫描图

（b）二级碎片质谱图

图 3 - 2　化合物 6 负模式下一级扫描图及二级碎片质谱图

化合物 17 在负模式下（图 3 - 5）的准分子离子峰［M－H］⁻为 m/z 289.0727（$C_{15}H_{14}O_6$）；二级碎片中能观察到 m/z 245.0818，m/z 203.0703，推测分别为准分子离子峰接连丢失一分子 CO_2、C_2H_2O，其中 CO_2 的丢失发生在 B 环，在此基础上进一步在 A 环断裂丢失 C_2H_2O；m/z 203.0703 推测为准分子离子峰丢失 2 分子 C_2H_2O 而得，2 个 C_2H_2O 分别发生在 A 环和 B 环；m/z 137.0244 推测为 RDA 反应产生的[1,3]A⁻。化合物 22 具有相同的分子量与裂解行为（图 3 - 6）。根据化合物的精确分子量、质谱碎片及参考文献[105]，推测化合物 17、化合物 22 分别为儿茶素、表儿茶素。

化合物 23 在负模式下（图 3 - 7）的准分子离子峰［M－H］⁻为 m/z 457.0787（$C_{22}H_{18}O_{11}$）；对其碎片离子进行分析，m/z 305.0658 推测为丢失一分子没食子酸后的表没食子儿茶素的脱质子离子，m/z 169.0123 推测为一分子没食子酸的脱质子离子；m/z 125.0237 推测为 RDA 反应产生的[1,4]A⁻。化合物 28 具有相同的分子量与裂解行为（图 3 - 8）。根据化合物的精确分子量、质谱碎片及参考文献[105]，推测化合物 23、化合物 28 分别为表没食子儿茶素没食子酸酯、没食子儿茶素没食子酸酯。

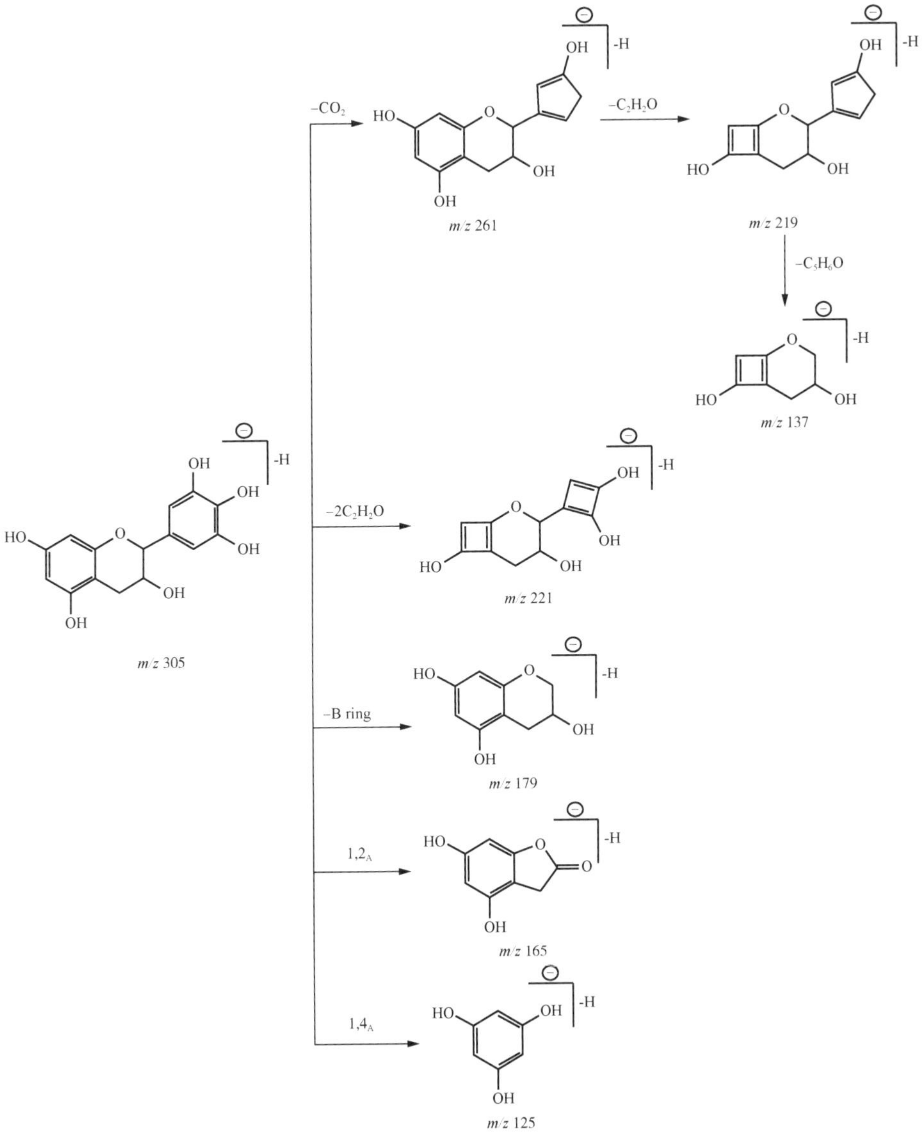

图3-3　没食子儿茶素质谱特征离子及裂解示意

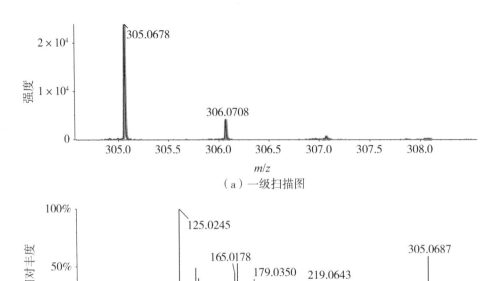

（a）一级扫描图

（b）二级碎片质谱图

图 3-4　化合物 12 负模式下一级扫描图及二级碎片质谱图

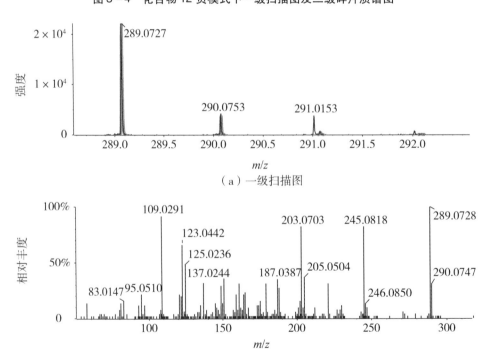

（a）一级扫描图

（b）二级碎片质谱图

图 3-5　化合物 17 负模式下一级扫描图及二级碎片质谱图

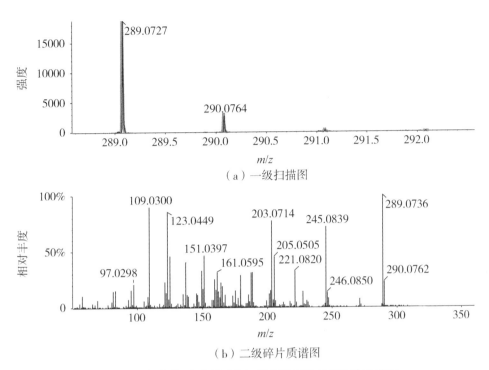

（a）一级扫描图

（b）二级碎片质谱图

图 3-6　化合物 22 负模式下一级扫描图及二级碎片质谱图

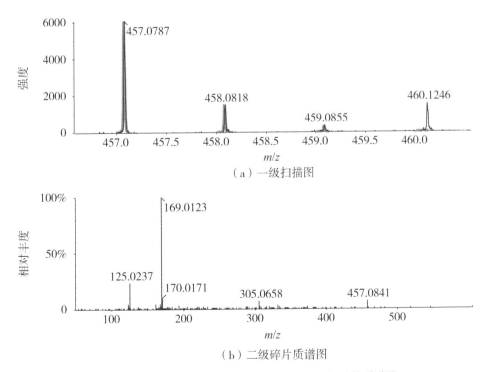

（a）一级扫描图

（b）二级碎片质谱图

图 3-7　化合物 23 负模式下一级扫描图及二级碎片质谱图

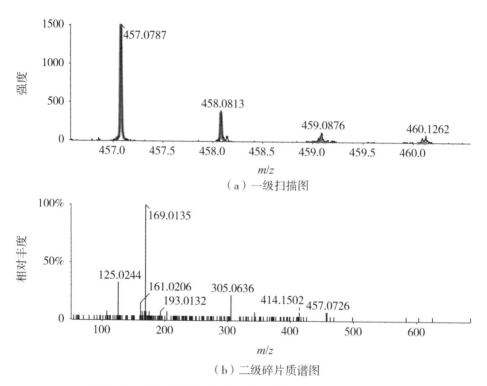

（a）一级扫描图

（b）二级碎片质谱图

图 3 - 8　化合物 28 负模式下一级扫描图及二级碎片质谱图

化合物 33 在负模式下（图 3 - 9）的准分子离子峰 ［M - H］⁻ 为 m/z 441.0830（$C_{22}H_{18}O_{10}$）；对其碎片离子进行分析，m/z 289.0711 推测为丢失一分子没食子酸后的表儿茶素的脱质子离子，m/z 169.0131 推测为一分子没食子酸的脱质子离子；m/z 125.0243 推测为 RDA 反应产生的$^{1,4}A^-$。化合物 35 具有相同的分子量与裂解行为（图 3 - 10）。根据化合物的精确分子量、质谱碎片及文献[105]，推测化合物 33、化合物 35 分别为表儿茶素没食子酸酯、儿茶素没食子酸酯。

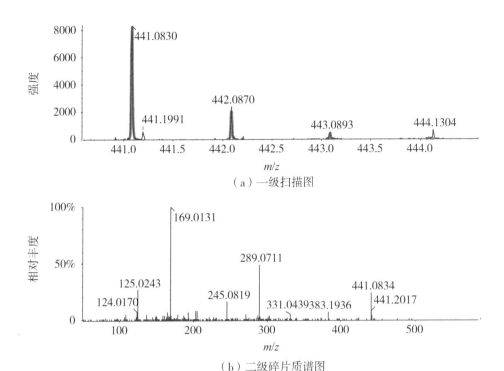

（a）一级扫描图

（b）二级碎片质谱图

图3-9　化合物33负模式下一级扫描图及二级碎片质谱图

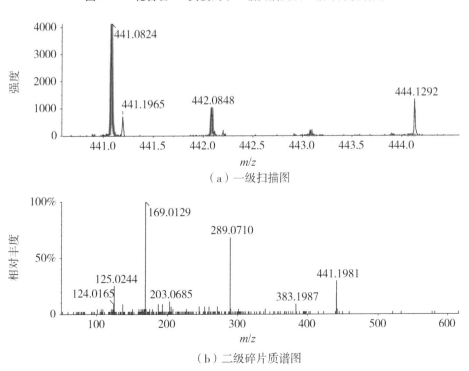

（a）一级扫描图

（b）二级碎片质谱图

图3-10　化合物35负模式下一级扫描图及二级碎片质谱图

（二）生物碱类成分分析

从柑普茶中检测到的生物碱，来源于普洱茶中 3 种黄嘌呤类化合物，结构式见图 3 – 11。

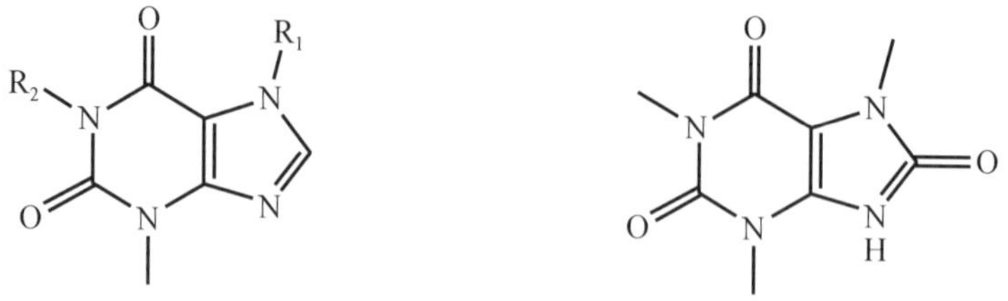

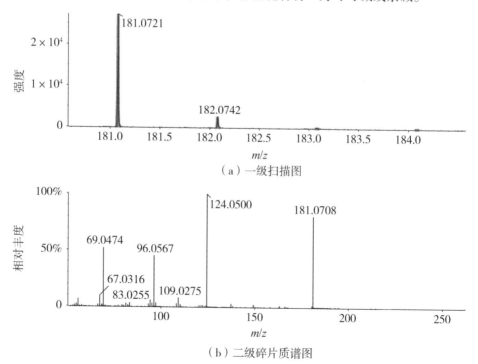

(8) Theobromine R₁=CH₃, R₂=H
(8) Theophylline R₁=H, R₂=CH₃
(19) Caffeine R₁=CH₃, R₂=CH₃

(11) 8-Oxocaffeine

图 3 – 11　柑普茶中生物碱类化合物的结构式

化合物 8 在正模式下（图 3 – 12）的准分子离子峰［M + H］⁺为 m/z 181.0721（$C_7H_8N_4O_2$），对其子离子进行分析，m/z 124.0500 推测为准分子离子峰丢失一分子 C_2H_3NO 产生的，该离子进一步丢失一分子 CO 得到 m/z 96.0567。根据化合物的精确分子量、质谱碎片及谱库检索结果，推测化合物 8 为可可碱或茶碱。

（a）一级扫描图

（b）二级碎片质谱图

图 3 – 12　化合物 8 正模式下一级扫描图及二级碎片质谱图

化合物 11 在正模式下（图 3 - 13）的准分子离子峰 [M + H]$^+$ 为 m/z 211.0824（C$_8$H$_{10}$N$_4$O$_3$），对其子离子进行分析，m/z 196.0589 推测为准分子离子峰丢失一分子 CH$_3$ 而得，m/z 154.0581 推测为准分子离子峰丢失 C$_2$H$_3$NO 产生的。根据化合物的精确分子量、质谱碎片及参考文献[40]，推测化合物 11 为 8 - 氧化咖啡因。

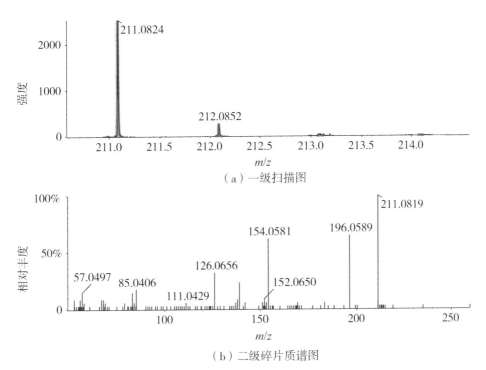

（a）一级扫描图

（b）二级碎片质谱图

图 3 - 13　化合物 11 正模式下一级扫描图及二级碎片质谱图

化合物 19 在正模式下（图 3 - 14）的准分子离子峰 [M + H]$^+$ 为 m/z 195.0877（C$_8$H$_{10}$N$_4$O$_2$），对其子离子进行分析，m/z 138.0658 推测为准分子离子峰丢失一分子 C$_2$H$_3$NO 而得，m/z 123.0425 推测为准分子离子峰同时丢失一分子 C$_2$H$_3$NO 和一分子 CH$_3$，m/z 110.0714 推测为准分子离子峰同时丢失一分子 C$_2$H$_3$NO 和一分子 CO。根据化合物的精确分子量、质谱碎片及对照品，确证化合物 19 为咖啡因。

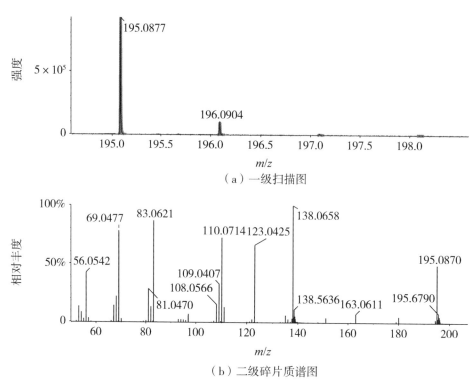

（a）一级扫描图

（b）二级碎片质谱图

图 3 – 14　化合物 19 正模式下一级扫描图及二级碎片质谱图

（三）有机酸类成分分析

化合物 1、化合物 5、化合物 38 在负模式下（图 3 – 15、图 3 – 16、图 3 – 17）的准分子离子峰 [M – H]⁻ 分别为 m/z 191.0205（$C_7H_{12}O_6$）、m/z 169.0153（$C_7H_6O_5$）、m/z 163.0411（$C_9H_8O_3$），根据化合物的精确分子量、质谱碎片、对照品及谱库检索结果，推测化合物 1、化合物 5、化合物 38 分别为奎尼酸、没食子酸及对香豆酸。

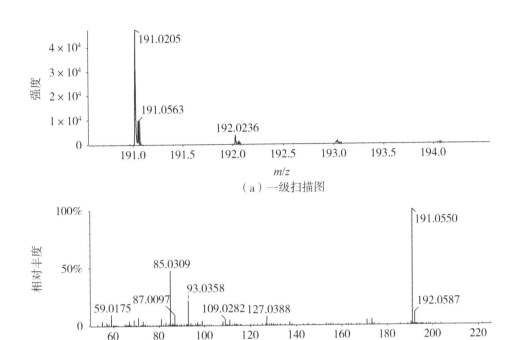

（a）一级扫描图

（b）二级碎片质谱图

图3-15　化合物1负模式下一级扫描图及二级碎片质谱图

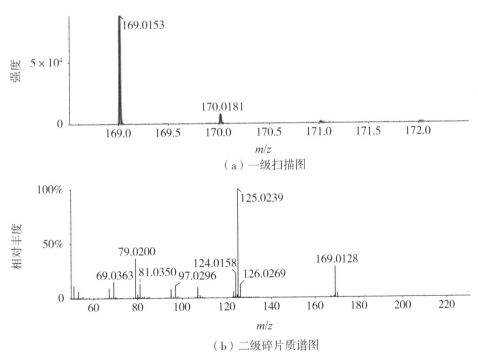

（a）一级扫描图

（b）二级碎片质谱图

图3-16　化合物5负模式下一级扫描图及二级碎片质谱图

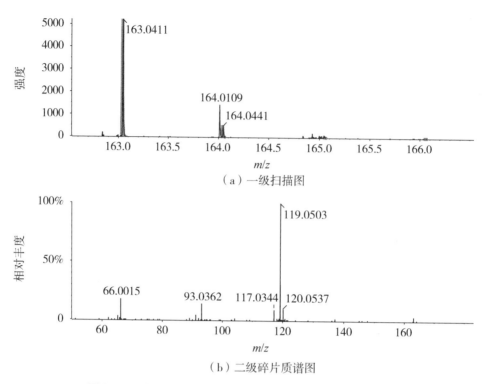

（a）一级扫描图

（b）二级碎片质谱图

图 3 - 17　化合物 38 负模式下一级扫描图及二级碎片质谱图

化合物 3 在负模式下（图 3 - 18）的准分子离子峰 ［M - H］$^-$ 为 331.0673（$C_{13}H_{16}O_{10}$），其碎片离子 m/z 169.0114 为准分子离子峰丢失一分子葡萄糖（162Da）而得，与没食子酸的去质子离子质荷比相同，该离子进一步丢失一分子 CO_2 得到 m/z 125.0219，因此，推测该化合物为 3 - 葡萄糖没食子酸/4 - 葡萄糖没食子酸。

化合物 4 在负模式下（图 3 - 19）的准分子离子峰 ［M - H］$^-$ 为 m/z 343.0673（$C_{14}H_{16}O_{10}$），其碎片离子 m/z 191.0545，m/z 169.0113 分别为奎尼酸、没食子酸的去质子离子，因此，推测该化合物为奎尼酸与没食子酸酯化后的衍生物没食子酰奎尼酸。

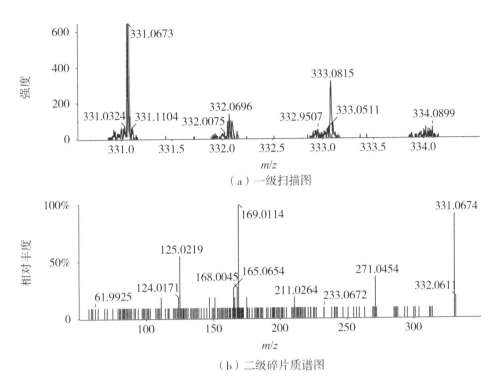

（a）一级扫描图

（b）二级碎片质谱图

图3-18　化合物3负模式下一级扫描图及二级碎片质谱图

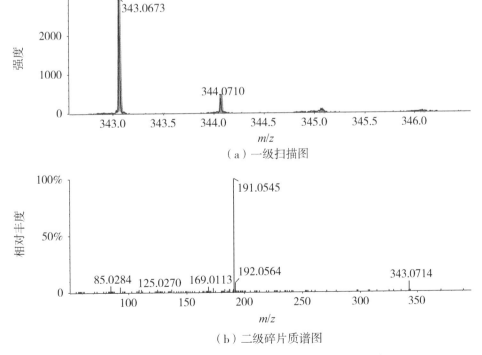

（a）一级扫描图

（b）二级碎片质谱图

图3-19　化合物4负模式下一级扫描图及二级碎片质谱图

　　化合物7、化合物16在负模式下（图3-20、图3-21）具有相同的准分子离子峰［M-H］⁻ m/z 353（$C_{16}H_{18}O_9$），其碎片离子 m/z 191，m/z 179分别为奎尼酸、咖啡酸的去质子离子，应为奎尼酸与咖啡酸酯化后的衍生物，根据化合物的精确分子量、质谱碎片及参考文献[106]，推测化合物7、化合物16分别为3-咖啡酰奎尼酸、4-咖啡酰奎尼酸。

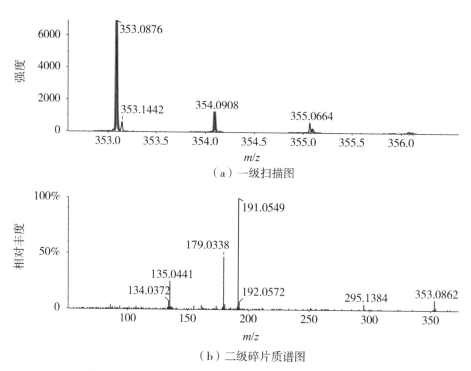

（a）一级扫描图

（b）二级碎片质谱图

图3-20　化合物7负模式下一级扫描图及二级碎片质谱图

　　化合物15、化合物24、化合物26在负模式下（图3-22、图3-23、图3-24）具有相同的准分子离子峰［M-H］⁻ m/z 337（$C_{16}H_{18}O_8$），其碎片离子 m/z 191，m/z 163分别为奎尼酸、对香豆酸的去质子离子，应为奎尼酸与对香豆酸酯化后的衍生物，根据化合物的精确分子量、质谱碎片及参考文献[106]，推测化合物15、化合物24、化合物26分别为3-p-香豆酰奎尼酸、5-p-香豆酰奎尼酸、4-p-香豆酰奎尼酸。

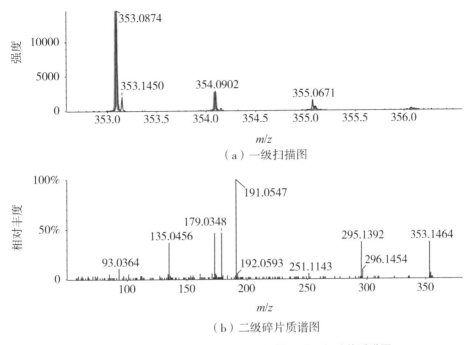

（a）一级扫描图

（b）二级碎片质谱图

图 3-21 化合物 16 负模式下一级扫描图及二级碎片质谱图

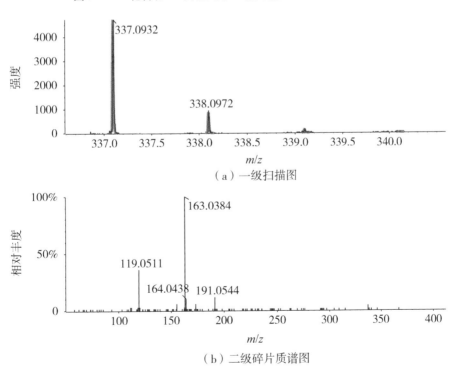

（a）一级扫描图

（b）二级碎片质谱图

图 3-22 化合物 15 负模式下一级扫描图及二级碎片质谱图

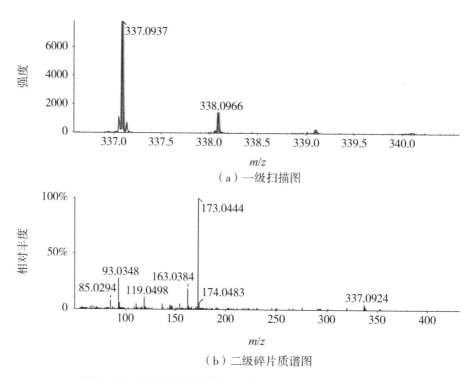

（a）一级扫描图

（b）二级碎片质谱图

图 3-23 化合物 24 负模式下一级扫描图及二级碎片质谱图

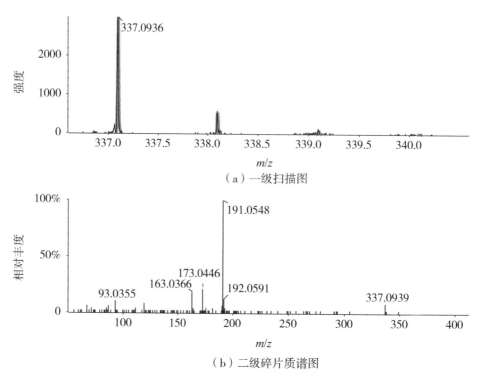

（a）一级扫描图

（b）二级碎片质谱图

图 3-24 化合物 26 负模式下一级扫描图及二级碎片质谱图

第三节　新会柑普茶在大鼠体内的代谢研究

为了研究新会柑普茶中化学成分的相关代谢过程，本研究对 SD 大鼠灌胃给予新会柑普茶提取液，于给药后采集了大鼠血清、尿液及粪便样品，并运用 UFLC – Triple TOF – MS/MS 技术分析了其中的代谢物，推测相关化学成分的代谢过程。

【实验材料】

1. 实验动物

雄性 SD 大鼠 20 只，SPF 级，体重 200～250g［购自广东省医学实验动物中心，许可证号：SCXK（粤）2013 –0002］。

2. 供试品

新会柑普茶由江门市新会区和乐茶艺有限公司提供（批号：201712）。

【实验部分】

（一）受试物的提取

将柑普茶（大红柑）磨碎，称取 100 g，浸泡在沸水中 3 次（分别为 2 L 20 min，1.5 L 15 min，1.5L 15 min），趁热过滤，合并滤液，滤液于 60 ℃下减压浓缩至 500 mL，得到浓度为 0.2 g/mL 的浓缩茶汤。

（二）动物分组及给药

20 只 SD 大鼠随机分为 2 组，每组 10 只，分组及给药剂量如下：①正常对照组：灌胃饮用水（0.5 mL/100 g 体重，一天两次）；②柑普茶组：灌胃柑普茶（1.5 g/kg 体重，一天两次）；连续给药 28 天。大鼠柑普茶 3 g/（kg·d）的给药剂量相当于成人 33 g/70（kg·d）。

(三) 检测

1. 溶液的配制

1) 对照品储备液的配制

分别精密称取干燥至恒重的柚皮素、川陈皮素、橙皮苷、阿魏酸、咖啡酸、咖啡因、槲皮素、芹菜素、儿茶素、橙皮素、圣草酚、山奈酚对照品适量,置于量瓶中,用50% 甲醇 (v/v) 溶解并定容,分别制成目标化合物浓度为 1 mg/mL 的对照品储备液,4 ℃保存备用。

2) 内标工作液的配制

精密称取干燥至恒重的 [2′, 3′, 5′, 6′ – D$_4$] – 柚皮苷、[2′, 3′, 5′, 6′ – D$_4$] – 柚皮素对照品适量,置 10 mL 棕色量瓶中,用50% 甲醇 (v/v) 溶解并定容,制成浓度为 1 mg/mL 的内标储备液,4 ℃保存备用。样品处理前,用乙腈将储备液稀释至 15 μg/mL,作为内标工作液。

2. 样品的处理

分别取血清、尿液、粪便提取液样品 100 μL 至离心管中,加入内标工作液 200 μL,涡旋 3 min,13000 r/min 离心 30 min (25 ℃),取上清液 10 μL 进样。

3. 数据处理

质谱数据的采集和分析分别由 Analyst (版本 1.6,Sciex) 和 PeakView (版本 1.2,Sciex) 软件进行。

【实验结果】

本研究采用高分辨的 UFLC – Triple TOF – MS/MS 系统,从 SD 大鼠灌胃给予柑普茶提取物后采集的血清、尿液及粪便样品中鉴定出 69 种化合物,包括 27 种原型化合物和 42 种代谢产物。这些化合物的名称、分子式、保留时间及正负模式下的碎片离子等信息详见表 3 – 4。

由表 3 –4 可知,柑普茶提取物中的化合物进入大鼠体内后,大量参与葡萄糖醛酸化 (+176 Da) 和硫酸酯化 (+80 Da) 反应。具体来说,咖啡酸、阿魏酸、p – 香豆酸、儿茶素及黄酮类化合物中的羟基均可与葡萄糖醛酸、硫酸发生结合反应,生成一系列的结合产物。

新会柑普茶由广陈皮和普洱茶加工而成,兼具两者的保健功效。大鼠口服摄入柑普茶提取物后,其尿液样品中可检测到大量的黄酮类化合物,这些黄酮类化合物主要来源于广陈皮,为柑普茶发挥广陈皮的保健功效提供了化学物质基础。此外,尿液中还检测到多种来源于普洱茶的代谢物,包括咖啡酸、黄嘌呤、儿茶素的衍生物。

表 3 - 4　大鼠摄入柑普茶提取物后血清、尿液、粪便中的代谢物鉴定

序号	化合物名称	分子式	RT /min	$[M+H]^+$ (Error, 10^{-6})	$[M-H]^-$ (Error, 10^{-6})	正模式二级碎片 (m/z) [b]	负模式二级碎片 (m/z) [b]	来源
	咖啡酸衍生物 Caffeic acid derivates							
1	咖啡酸 – O – 葡萄糖醛酸苷 Caffeic acid – O – glucuronide	$C_{15}H_{16}O_{10}$	4.6	ND	355.0669 (−0.6)	ND	283.0873, 179.0369[M – H – GlcUA]$^-$, 107.0499	尿
2	咖啡酸 – O – 葡萄糖醛酸苷 Caffeic acid – O – glucuronide	$C_{15}H_{16}O_{10}$	7.5	ND	355.0674 (1.0)	ND	311.0800[M – H – CO$_2$]$^-$, 179.0338[M – H – GlcUA]$^-$, 135.0434[M – H – GlcUA – CO$_2$]$^-$, 113.0270	尿
3	咖啡酸 – O – 葡萄糖醛酸苷 Caffeic acid – O – glucuronide	$C_{15}H_{16}O_{10}$	7.7	ND	355.0668 (−0.7)	ND	311.0793[M – H – CO$_2$]$^-$, 179.0339[M – H – GlcUA]$^-$, 135.0450[M – H – GlcUA – CO$_2$]$^-$, 113.0237	尿
4	咖啡酸 – O – 硫酸酯 Caffeic acid – O – sulfate	$C_9H_8O_7S$	7.0	ND	258.9921 (1.2)	ND	179.0350[M – H – SO$_3$]$^-$, 135.0454[M – H – SO$_3$ – CO$_2$]$^-$, 93.0351	尿
5	咖啡酸 – O – 硫酸酯 Caffeic acid – O – sulfate	$C_9H_8O_7S$	7.3	ND	258.9920 (0.8)	ND	179.0346[M – H – SO$_3$]$^-$, 135.0435[M – H – SO$_3$ – CO$_2$]$^-$, 107.0520, 91.0552	尿
6	咖啡酸 – O – 硫酸酯 Caffeic acid – O – sulfate	$C_9H_8O_7S$	7.7	ND	258.9918 (−0.2)	ND	179.0338[M – H – SO$_3$]$^-$, 162.0217, 135.0446[M – H – SO$_3$ – CO$_2$]$^-$, 107.0508	尿

续上表

序号	化合物名称	分子式	RT/min	[M+H]+ (Error, 10^{-6})	[M−H]− (Error, 10^{-6})	正模式二级碎片(m/z)[b]	负模式二级碎片(m/z)[b]	来源
	阿魏酸衍生物 Gallic acid derivates							
7	阿魏酸−O−硫酸酯 Gallic acid−O−sulfate	$C_7H_6O_8S$	5.1	ND	248.9712 (0.4)	ND	211.0836, 169.0147$[M-H-SO_3]^-$, 125.0231$[M-H-SO_3-CO_2]^-$, 97.0369	尿
	p−香豆酸衍生物 p−Coumaric acid derivates							
8	p−香豆酸 p−Coumaric acid	$C_9H_8O_3$	10.5	ND	163.0405 (2.8)	ND	119.0510$[M-H-CO_2]^-$, 93.0372	尿
9	p−香豆酸−O−硫酸酯 p−Coumaric acid−O−sulfate	$C_9H_8O_6S$	8.2	ND	242.9972 (1.2)	ND	163.0398$[M-H-SO_3]^-$, 119.0507$[M-H-SO_3-CO_2]^-$, 96.9598	尿
10	p−香豆酸−O−硫酸酯 p−Coumaric acid−O−sulfate	$C_9H_8O_6S$	8.8	ND	242.9971 (1.0)	ND	163.0405$[M-H-SO_3]^-$, 119.0510$[M-H-SO_3-CO_2]^-$	尿
	黄嘌呤衍生物 Xanthine derivates							
11	可可碱(3,7−二甲基黄嘌呤) Theobromine (3,7−Dimethylxanthine)	$C_7H_8N_4O_2$	6.1	181.0718 (−1.3)	ND	163.0627$[M+H-H_2O]^+$, 138.0665, 122.0578	ND	血、尿、粪
12	茶碱(1,3−二甲基黄嘌呤) Theophylline (1,3−Dimethylxanthine)	$C_7H_8N_4O_2$	6.8	181.0724 (2.4)	179.0581 (3.7)	163.060$[M+H-H_2O]^+$, 124.0713$[M+H-C_2H_3NO]^+$, 96.0572$[M+H-C_2H_3NO-CO]^+$	164.027$[M-H-CH_3]^-$, 135.0307$[M-H-CH_3-HCO]^-$, 122.034$[M-H-C_2H_3NO]^-$, 107.0125$[M-H-C_2H_3NO-CH_3]^-$, 94.048$[M-H-C_2H_3NO-CO]^-$, 79.0189$[M-H-C_2H_3NO-CO-CH_3]^-$	血、尿、粪

续上表

序号	化合物名称	分子式	RT /min	[M+H]+ (Error, 10^-6)	[M-H]- (Error, 10^-6)	正模式二级碎片 (m/z) [b]	负模式二级碎片 (m/z) [b]	来源
13	氧化可可碱(1,3-二甲基尿酸) Oxytheobromine (1,3 - Dimethyluric acid)	$C_7H_8N_4O_3$	5.8	197.0675 (3.1)	195.0533 (4.8)	182.0444[M+H-CH$_3$]$^+$, 169.0725[M+H-CO]$^+$, 140.0460[M+H-C$_2$H$_3$NO]$^+$, 112.0515[M+H-C$_2$H$_3$NO-CO]$^+$, 84.0562[M+H-C$_2$H$_3$NO-2CO]$^+$	180.0289[M-H-CH$_3$]$^-$, 137.0234[M-H-CH$_3$-CHNO]$^-$, 110.0365	血、尿、粪
14	氧化茶碱(3,7-二甲基尿酸) Oxytheophylline (3,7 - Dimethyluric acid)	$C_7H_8N_4O_3$	6.4	197.0672 (1.2)	195.0531 (3.5)	182.0443[M+H-CH$_3$]$^+$, 140.0457[M+H-C$_2$H$_3$NO]$^+$, 112.0510[M+H-C$_2$H$_3$NO-CO]$^+$	ND	血、尿、粪
15	甲基黄嘌呤 Methylxanthine	$C_6H_6N_4O_2$	4.9	167.0566 (1.4)	165.0428 (6.2)	149.0436[M+H-H$_2$O]$^+$, 136.0133, 124.0492[M+H-CHNO]$^+$, 110.0352[M+H-C$_2$H$_3$NO]$^+$, 96.0568[M+H-CHNO-CO]$^+$, 82.0412[M+H-C$_2$H$_3$NO-CO]$^+$	ND	血、尿
16	甲基黄嘌呤 Methylxanthine	$C_6H_6N_4O_2$	5.4	167.0568 (2.4)	165.0429 (6.7)	149.0430[M+H-H$_2$O]$^+$, 136.0123, 110.0352[M+H-C$_2$H$_3$NO]$^+$, 82.0424[M+H-C$_2$H$_3$NO-CO]$^+$	108.0207[M-H-C$_2$H$_3$NO]$^-$, 80.0264[M-H-C$_2$H$_3$NO-CO]$^-$	尿
17	咖啡因(1,3,7-三甲基黄嘌呤) [a,c] Caffeine (1,3,7 - Trimethylxanthine) [a,c]	$C_8H_{10}N_4O_2$	8.2	195.0877 (0.3)	ND	138.0663[M+H-C$_2$H$_3$NO]$^+$, 123.0437[M+H-C$_2$H$_3$NO-CH$_3$]$^+$, 110.0724[M+H-C$_2$H$_3$NO-CO]$^+$, 83.0627	ND	血、尿、粪

续上表

序号	化合物名称	分子式	RT/min	[M+H]+ (Error, 10^-6)	[M-H]- (Error, 10^-6)	正模式二级碎片(m/z)[b]	负模式二级碎片(m/z)[b]	来源
18	8-氧化咖啡因(1,3,7-三甲基尿酸) 8-Oxocaffeine (1,3,7-Trimethyluric acid)	$C_8H_{10}N_4O_3$	7.1	211.0830 (1.9)	209.0690 (4.7)	$196.0597[M+H-CH_3]^+$, $183.0889[M+H-CO]^+$, $167.041[M+H-CH_3-HCO]^+$, $154.0621[M+H-CH_3-C_2H_3NO]^+$, $139.0388[M+H-C_2H_3,NO-CH_3]^+$, $126.0674[M+H-C_2H_3,NO-CO]^+$, $111.0445[M+H-C_2H_3,NO-CH_3,-CO]^+$, $83.0626[M+H-C_2H_3,NO-CH_3,-2CO]^+$	ND	血、尿、粪
	儿茶素衍生物 Catechin derivates							
19	儿茶素-O-葡萄糖醛酸苷 Catechin-O-glucuronide	$C_{21}H_{22}O_{12}$	6.8	467.1184 (-0.1)	465.1033 (-1.1)	$291.0871[M+H-GlcUA]^+$, $273.0723[M+H-GlcUA-H_2O]^+$, 206.0472, $181.0711[M+H-GlcUA-C_6H_6O_2-C_2H_2O]^+$, $139.0398[M+H-GlcUA-C_6H_6O_2-C_2H_2O]^+$, $123.0463[M+H-GlcUA-C_6H_6O_2-C_2H_2O_2]^+$	$289.0721[M-H-GlcUA]^-$, $245.0855[M-H-GlcUA-C_2H_4O]^-$, $179.0525[M-H-GlcUA-C_6H_6O_2]^-$, $109.0263[M-H-GlcUA-C_9H_8O_4]^-$	尿
20	儿茶素-O-葡萄糖醛酸苷 Catechin-O-glucuronide	$C_{21}H_{22}O_{12}$	7.2	467.1185 (0.1)	465.1030 (-1.8)	$291.0846[M+H-GlcUA]^+$, $273.0755[M+H-GlcUA-H_2O]^+$, 207.0724, $139.0403[M+H-GlcUA-C_6H_6O_2-C_2H_2O]^+$, $123.0449[M+H-GlcUA-C_6H_6O_2-C_2H_2O_2]^+$	$289.0729[M-H-GlcUA]^-$, $245.0805[M-H-GlcUA-C_2H_4O]^-$, 188.9846	尿、粪

续上表

序号	化合物名称	分子式	RT/min	[M+H]⁺ (Error, 10⁻⁶)	[M−H]⁻ (Error, 10⁻⁶)	正模式二级碎片 (m/z) [b]	负模式二级碎片 (m/z) [b]	来源
	多甲基黄酮(PMF)衍生物 Polymethoxyflavone (PMF) derivates							
21	单羟基-三甲氧基黄酮 Monohydroxy-trimethoxyflavone	$C_{18}H_{16}O_6$	15.7	329.1023 (1.1)	327.0871 (−1.0)	313.0696, 299.0554[M+H−2CH₂]⁺, 285.0728[M+H−CH₃−HCO]⁺, 271.094[M+H−2CH₂−CO]⁺, 268.0722[M+H−2CH₂−CH₃O]⁺, 239.0633, 153.0190	312.0654[M−H−CH₃]⁻, 295.0358, 282.2458[M−H−3CH₃]⁻, 190.9289, 146.9383, 102.9489	尿
22	二羟基-三甲氧基黄酮 Dihydroxy-trimethoxyflavone	$C_{18}H_{16}O_7$	13.5	345.079 (3.0)	343.0850 (7.7)	330.0729[M+H−CH₃]⁺, 315.0490[M+H−2CH₂]⁺, 287.0528[M+H−2CH₂−CO]⁺	ND	尿、粪
23	三甲氧基黄酮-O-葡萄糖醛酸苷 Trimethoxyflavone-O-glucuronide	$C_{24}H_{24}O_{12}$	11.0	505.1345 (0.8)	503.1148 (−9.4)	329.1011[M+H−GlcUA]⁺, 314.0770[M+H−GlcUA−CH₃]⁺, 299.0549[M+H−GlcUA−2CH₃]⁺, 249.0618	ND	尿
24	三甲氧基黄酮-O-葡萄糖醛酸苷 Trimethoxyflavone-O-glucuronide	$C_{24}H_{24}O_{12}$	11.9	505.1340 (−0.1)	503.1178 (−3.5)	487.1833[M+H−H₂O]⁺, 462.1495, 329.1010[M+H−GlcUA]⁺, 314.0777[M+H−GlcUA−CH₃]⁺, 299.0526[M+H−GlcUA−2CH₃]⁺, 268.0720[M+H−GlcUA−2CH₃−CH₃O]⁺	ND	尿
25	三甲氧基黄酮-O-硫酸酯 Trimethoxyflavone-O-sulfate	$C_{18}H_{16}O_9S$	12.6	409.0590 (0.5)	407.0443 (0.1)	329.1007[M+H−SO₃]⁺, 314.0828[M+H−SO₃−CH₃]⁺, 299.0639[M+H−SO₃−2CH₃]⁺, 271.0667[M+H−SO₃−2CH₃−CO]⁺, 257.0403, 181.0131	ND	尿

续上表

序号	化合物名称	分子式	RT/min	[M+H]+ (Error, 10^-6)	[M-H]- (Error, 10^-6)	正模式二级碎片(m/z) [b]	负模式二级碎片(m/z) [b]	来源
26	单羟基-四甲氧基黄酮 Monohydroxy - tetramethoxyflavone	C$_{19}$H$_{18}$O$_7$	15.0	359.1129 (1.0)	357.0979 (-0.3)	344.0900[M+H-CH$_3$]$^+$, 329.0652[M+H-2CH$_3$]$^+$, 314.0402[M+H-3CH$_3$]$^+$, 301.0643[M+H-2CH$_3$-CO]$^+$, 286.0470[M+H-3CH$_3$-CO]$^+$, 181.0106, 153.0166	ND	尿
27	单羟基-四甲氧基黄酮 Monohydroxy - tetramethoxyflavone	C$_{19}$H$_{18}$O$_7$	15.4	359.1128 (0.7)	ND	344.0835[M+H-CH$_3$]$^+$, 326.0794[M+H-CH$_3$-H$_2$O]$^+$, 298.0808, 162.0714	ND	尿
28	单羟基-四甲氧基黄酮 Monohydroxy - tetramethoxyflavone	C$_{19}$H$_{18}$O$_7$	16.1	359.1134 (2.3)	357.0970 (-2.8)	344.090[M+H-CH$_3$]$^+$, 329.0656[M+H-2CH$_3$]$^+$, 315.0865, 298.0836[M+H-2CH$_3$-CH$_3$O]$^+$, 283.612[M+H-3CH$_3$-CH$_3$O]$^+$, 269.0788[M+H-2CH$_3$-CH$_3$O-HCO]$^+$, 255.0665[M+H-3CH$_3$-CH$_3$O-CO]$^+$, 227.0801, 153.0187	342.0742[M-H-CH$_3$]$^-$, 327.0528[M-H-2CH$_3$]$^-$, 312.0281[M-H-3CH$_3$]$^-$, 174.9340	尿
29	单羟基-四甲氧基黄酮 Monohydroxy - tetramethoxyflavone	C$_{19}$H$_{18}$O$_7$	16.7	359.1134 (2.4)	357.0976 (-0.9)	344.0884[M+H-CH$_3$]$^+$, 329.0654[M+H-2CH$_3$]$^+$, 314.0420[M+H-3CH$_3$]$^+$, 311.0543, 301.0695[M+H-2CH$_3$-CO]$^+$, 283.0597[M+H-3CH$_3$-CO-CH$_3$O]$^+$, 257.0451, 211.0248, 183.0298, 127.0411	342.0750[M-H-CH$_3$]$^-$, 327.0509[M-H-2CH$_3$]$^-$, 312.0264[M-H-3CH$_3$]$^-$, 299.0661[M-H-2CH$_3$-CO]$^-$, 284.0331[M-H-3CH$_3$-CO]$^-$, 269.0073[M-H-4CH$_3$-CO]$^-$, 207.0281, 192.0069, 117.0339	尿、粪

续上表

序号	化合物名称	分子式	RT/min	[M+H]$^+$ (Error, 10^{-6})	[M−H]$^-$ (Error, 10^{-6})	正模式二级碎片(m/z) [b]	负模式二级碎片(m/z) [b]	来源
30	四甲氧基黄酮-O-葡萄糖醛酸苷 Tetramethoxyflavone-O-glucuronide	C$_{25}$H$_{26}$O$_{13}$	11.7	535.1441 (−0.9)	533.1297 (−0.7)	359.1117[M+H−GlcUA]$^+$, 344.0877[M+H−GlcUA−CH$_3$]$^+$, 329.0669[M+H−GlcUA−2CH$_3$]$^+$, 289.0557, 236.0538	ND	尿
31	四甲氧基黄酮-O-葡萄糖醛酸苷 Tetramethoxyflavone-O-glucuronide	C$_{25}$H$_{26}$O$_{13}$	12.1	535.1447 (0.1)	533.1249 (−4.8)	359.1120[M+H−GlcUA]$^+$, 344.0887[M+H−GlcUA−CH$_3$]$^+$, 329.0662[M+H−GlcUA−2CH$_3$]$^+$, 315.0892, 298.0835[M+H−GlcUA−2CH$_3$−CH$_3$O]$^+$, 281.0483, 162.0194, 130.0491	ND	尿
32	四甲氧基黄酮-O-葡萄糖醛酸苷 Tetramethoxyflavone-O-glucuronide	C$_{25}$H$_{26}$O$_{13}$	12.3	535.1442 (−0.8)	533.1295 (−1.1)	359.1125[M+H−GlcUA]$^+$, 344.0871[M+H−GlcUA−CH$_3$]$^+$, 329.0618[M+H−GlcUA−2CH$_3$]$^+$, 315.0903, 298.0848[M+H−GlcUA−2CH$_3$−CH$_3$O]$^+$, 283.0614[M+H−GlcUA−3CH$_3$−CH$_3$O]$^+$, 249.0933	ND	尿
33	四甲氧基黄酮-O-葡萄糖醛酸苷 Tetramethoxyflavone-O-glucuronide	C$_{25}$H$_{26}$O$_{13}$	12.6	535.1442 (−0.9)	533.1292 (−1.6)	359.1140[M+H−GlcUA]$^+$, 344.0913[M+H−GlcUA−CH$_3$]$^+$, 329.0677[M+H−GlcUA−2CH$_3$]$^+$, 311.0570, 298.0654[M+H−GlcUA−2CH$_3$−CH$_3$O]$^+$, 283.0612[M+H−GlcUA−3CH$_3$−CH$_3$O]$^+$	357.0085[M−H−GlcUA]$^-$, 342.0723[M−H−GlcUA−CH$_3$]$^-$, 327.0558[M−H−GlcUA−2CH$_3$]$^-$, 175.0246, 113.0252, 85.0297	尿

续上表

序号	化合物名称	分子式	RT /min	[M+H]+ (Error, 10^{-6})	[M-H]- (Error, 10^{-6})	正模式二级碎片(m/z) [b]	负模式二级碎片(m/z) [b]	来源
34	四甲氧基黄酮-O-硫酸酯 Tetramethoxyflavone-O-sulfate	$C_{19}H_{18}O_{10}S$	12.7	439.0707 (3.1)	437.0544 (-0.8)	$359.1130[M+H-SO_3]^+$, $344.0928[M+H-SO_3-CH_3]^+$, $329.0689[M+H-SO_3-2CH_3]^+$, 271.0584, 181.0103	$357.1045[M-H-SO_3]^-$, $342.0794[M-H-SO_3-CH_3]^-$	尿
35	四甲氧基黄酮-O-硫酸酯 Tetramethoxyflavone-O-sulfate	$C_{19}H_{18}O_{10}S$	14.7	439.0696 (0.5)	437.0539 (-2.0)	$359.1140[M+H-SO_3]^+$, $344.0834[M+H-SO_3-CH_3]^+$, $329.0669[M+H-SO_3-2CH_3]^+$, 311.0536, $283.0539[M+H-SO_3-3CH_3-CH_3O]^+$, 257.0455	$357.0965[M-H-SO_3]^-$, $327.0510[M-H-SO_3-2CH_3]^-$	尿
36	二羟基-四甲氧基黄酮 Dihydroxy-tetramethoxyflavone	$C_{19}H_{18}O_8$	14.5	375.1075 (0.1)	373.0946 (4.7)	$360.0832[M+H-CH_3]^+$, $345.0598[M+H-2CH_3]^+$, $327.0454[M+H-2CH_3-H_2O]^+$, $317.0653[M+H-2CH_3-CO]^+$, $302.0419[M+H-3CH_3-CO]^+$, 197.0067, 169.0098	ND	尿、粪
37	二羟基-四甲氧基黄酮 Dihydroxy-tetramethoxyflavone	$C_{19}H_{18}O_8$	15.1	375.1079 (1.2)	373.0925 (-1.0)	$360.0833[M+H-CH_3]^+$, $345.0607[M+H-2CH_3]^+$, 334.0368, 269.0473, 216.0473	$327.1683[M-H-CH_3-CH_3O]^-$, 304.9143	尿、粪
38	二羟基-四甲氧基黄酮 Dihydroxy-tetramethoxyflavone	$C_{19}H_{18}O_8$	19.4	375.1076 (0.5)	373.0920 (-2.4)	$360.0827[M+H-CH_3]^+$, $345.090[M+H-2CH_3]^+$, $327.087[M+H-2CH_3-H_2O]^+$, 313.0675, 197.0106, 169.0146	$358.0671[M-H-CH_3]^-$, $343.0456[M-H-2CH_3]^-$, $328.0217[M-H-3CH_3]^-$, 304.9165, 285.0090	尿

续上表

序号	化合物名称	分子式	RT /min	[M+H]+ (Error, 10^{-6})	[M-H]- (Error, 10^{-6})	正模式二级碎片 (m/z) [b]	负模式二级碎片 (m/z) [b]	来源
39	川陈皮素[a,c] Nobiletin	$C_{21}H_{22}O_8$	19.3	403.1391 (0.8)	ND	$388.1159[M+H-CH_3]^+$, $373.0890[M+H-2CH_3]^+$, $345.0968[M+H-2CH_3,-CO]^+$, $330.0717[M+H-3CH_3,-CO]^+$, $301.0776, 183.0371$	ND	尿、粪
40	单羟基-五甲氧基黄酮 Monohydroxy-pentamethoxyflavone	$C_{20}H_{20}O_8$	15.8	389.1237 (1.5)	387.1077 (-2.1)	$374.1001[M+H-CH_3]^+$, $359.0762[M+H-2CH_3]^+$, $341.0638[M+H-2CH_3,-H_2O]^+$, $331.0806[M+H-2CH_3,-CO]^+$, $316.0548[M+H-3CH_3,-CO]^+$, $285.0757[M+H-3CH_3,-CO-CH_3O]^+$, $232.0686, 197.0092, 169.0152$	$372.0755[M-H-CH_3]^-$, $357.0681[M-H-2CH_3]^-$, $342.0428[M-H-3CH_3]^-$	血、尿
41	单羟基-五甲氧基黄酮 Monohydroxy-pentamethoxyflavone	$C_{20}H_{20}O_8$	16.5	389.1233 (0.5)	ND	$374.0985[M+H-CH_3]^+$, $359.0756[M+H-2CH_3]^+$, $344.062[M+H-3CH_3]^+$, $341.0635[M+H-2CH_3,-H_2O]^+$, $331.0853[M+H-2CH_3,-CO]^+$, $316.0572[M+H-3CH_3,-CO]^+$, $197.0063, 169.0139$	ND	尿
42	单羟基-五甲氧基黄酮 Monohydroxy-pentamethoxyflavone	$C_{20}H_{20}O_8$	17.1	389.1237 (1.5)	387.1083 (-0.7)	$374.1003[M+H-CH_3]^+$, $359.0762[M+H-2CH_3]^+$, $344.0523[M+H-3CH_3]^+$, $341.0630[M+H-2CH_3,-H_2O]^+$, $313.0710[M+H-3CH_3,-H_2O,-CO]^+$, $287.0547, 211.0238, 183.0289, 151.0392$	$372.0847[M-H-CH_3]^-$, $357.0615[M-H-2CH_3]^-$, $342.0392[M-H-3CH_3]^-$, $327.0139[M-H-4CH_3]^-$, $314.0377[M-H-3CH_3,-CO]^-$, $299.0171[M-H-4CH_3,-CO]^-$	尿、粪

续上表

序号	化合物名称	分子式	RT /min	[M+H]⁺ (Error, 10⁻⁶)	[M-H]⁻ (Error, 10⁻⁶)	正模式二级碎片(m/z) [b]	负模式二级碎片(m/z) [b]	来源
43	五甲氧基黄酮-O-葡萄糖醛酸苷 Pentamethoxyflavone-O-glucuronide	$C_{26}H_{28}O_{14}$	12.1	565.1550 (-0.4)	563.1405 (-0.3)	389.1216[M+H-GlcUA]⁺, 374.0972[M+H-GlcUA-CH₃]⁺, 359.0755[M+H-GlcUA-2CH₃]⁺, 341.0633[M+H-GlcUA-2CH₃-H₂O]⁺, 328.0976[M+H-GlcUA-2CH₃-CH₃O]⁺	ND	尿
44	五甲氧基黄酮-O-葡萄糖醛酸苷 Pentamethoxyflavone-O-glucuronide	$C_{26}H_{28}O_{14}$	12.8	565.1556 (0.7)	563.1391 (-2.8)	389.1232[M+H-GlcUA]⁺, 374.0992[M+H-GlcUA-CH₃]⁺, 359.0762[M+H-GlcUA-2CH₃]⁺, 341.0619[M+H-GlcUA-2CH₃-H₂O]⁺, 313.0711[M+H-GlcUA-2CH₃-H₂O-CO]⁺	518.3391[M-H-3CH₃]⁻, 387.1110[M-H-GlcUA]⁻, 372.0837[M-H-GlcUA-CH₃]⁻, 175.0269, 113.0258	尿
45	五甲氧基黄酮-O-葡萄糖醛酸苷 Pentamethoxyflavone-O-glucuronide	$C_{26}H_{28}O_{14}$	13.1	565.1554 (0.4)	563.1405 (-0.3)	389.1229[M+H-GlcUA]⁺, 374.0999[M+H-GlcUA-CH₃]⁺, 359.0763[M+H-GlcUA-2CH₃]⁺, 341.0664[M+H-GlcUA-2CH₃-H₂O]⁺, 313.0721[M+H-GlcUA-2CH₃-H₂O-CO]⁺	518.3496[M-H-3CH₃]⁻, 387.1180[M-H-GlcUA]⁻, 372.0838[M-H-GlcUA-CH₃]⁻, 357.0629[M-H-GlcUA-2CH₃]⁻, 342.0385[M-H-GlcUA-3CH₃]⁻, 175.0239, 113.0260	尿
46	五甲氧基黄酮-O-葡萄糖醛酸苷 Pentamethoxyflavone-O-glucuronide	$C_{26}H_{30}O_{14}$	12.8	567.1701 (-1.4)	565.1542 (-3.7)	391.1368[M+H-GlcUA]⁺, 241.0697, 226.0434	ND	尿
47	五甲氧基黄酮-O-硫酸酯 Pentamethoxyflavone-O-sulfate	$C_{20}H_{30}O_{11}S$	14.5	469.0803 (0.9)	467.0640 (-2.9)	389.1296[M+H-SO₃]⁺, 374.0938[M+H-SO₃-CH₃]⁺, 359.0782[M+H-SO₃-2CH₃]⁺, 311.0632	387.1027[M-H-SO₃]⁻, 372.0839[M-H-SO₃-CH₃]⁻, 342.0377[M-H-SO₃-2CH₃]⁻, 320.8854	尿

续上表

序号	化合物名称	分子式	RT/min	$[M+H]^+$ (Error, 10^{-6})	$[M-H]^-$ (Error, 10^{-6})	正模式二级碎片(m/z)[b]	负模式二级碎片(m/z)[b]	来源
48	五甲氧基黄酮－O－硫酸酯 Pentamethoxyflavone－O－sulfate	$C_{20}H_{20}O_{11}S$	14.8	469.0800 (0.1)	467.0645 (-1.9)	$389.1228[M+H-SO_3]^+$, $374.0918[M+H-SO_3-CH_3]^+$, $359.0798[M+H-SO_3-2CH_3]^+$, $313.0623[M+H-SO_3-2CH_3-H_2O-CO]^+$	$387.1085[M-H-SO_3]^-$, $372.0921[M-H-SO_3-CH_3]^-$, $357.0615[M-H-SO_3-2CH_3]^-$, $342.0415[M-H-SO_3-3CH_3]^-$, $311.1509[M-H-SO_3-3CH_3-CH_3O]^-$	尿
49	单羟基－六甲氧基黄酮 Monohydroxy－hexamethoxyflavone	$C_{21}H_{22}O_9$	16.5	419.1338 (0.3)	417.1186 (-1.2)	$401.0135[M+H-H_2O]^+$, $389.0865[M+H-2CH_3]^+$, $374.3167[M+H-3CH_3]^+$, $371.0825[M+H-2CH_3-H_2O]^+$, $346.0558[M+H-3CH_3-CO]^+$, 149.0183	ND	尿
50	单羟基－六甲氧基黄酮 Monohydroxy－hexamethoxyflavone	$C_{21}H_{22}O_9$	17.1	419.1343 (1.4)	ND	$404.1137[M+H-CH_3]^+$, $389.0853[M+H-2CH_3]^+$, $371.0754[M+H-2CH_3-H_2O]^+$, 328.0595, 230.0579, 197.0184, 149.0307	ND	尿
51	单羟基－六甲氧基黄酮 Monohydroxy－hexamethoxyflavone	$C_{21}H_{22}O_9$	17.8	419.1341 (1.0)	417.1173 (-4.2)	$404.1099[M+H-CH_3]^+$, $389.0867[M+H-2CH_3]^+$, $371.079[M+H-2CH_3-H_2O]^+$, 331.0447, $311.0495[M+H-6CH_3-H_2O]^+$, 285.0677, 211.0139, 151.0410	ND	尿
52	六甲氧基黄酮－O－葡萄糖醛酸苷 Hexamethoxyflavone－O－glucuronide	$C_{27}H_{30}O_{15}$	12.7	595.1677 (3.3)	ND	$419.1346[M+H-GlcUA]^+$, $404.1102[M+H-GlcUA-CH_3]^+$, $389.0918[M+H-GlcUA-2CH_3]^+$, $371.0843[M+H-GlcUA-2CH_3-H_2O]^+$, 315.0826	ND	尿

续上表

序号	化合物名称	分子式	RT /min	[M+H]+ (Error, 10^-6)	[M-H]- (Error, 10^-6)	正模式一级碎片 (m/z) [b]	负模式一级碎片 (m/z) [b]	来源
53	六甲氧基黄酮-O-葡萄糖醛酸苷 Hexamethoxyflavone-O-glucuronide	$C_{27}H_{30}O_{15}$	13.2	595.1649 (−1.4)	593.1476 (−6.0)	419.1335[M+H-GlcUA]+, 404.1085[M+H-GlcUA-CH_3]+, 389.0860[M+H-GlcUA-3CH_3]+, 371.075[M+H-GlcUA-2CH_3-H_2O]+, 355.0564, 331.0384	ND	尿
	黄烷酮衍生物 Flavanone derivates							
54	高圣草酚 Homoeriodictyol	$C_{16}H_{14}O_6$	12.2	303.0869 (2.0)	301.0663 (−1.8)	285.0761[M+H-H_2O]+, 177.0548, 153.0189[M+H-C_9H_{10}O_2]+, 117.0334, 89.0403	ND	尿
55	橙皮素 a,c Hesperetin a,c	$C_{16}H_{14}O_6$	16.0	303.0874 (3.5)	301.0718 (0.2)	285.0802[M+H-H_2O]+, 177.0551, 153.0188[M+H-C_9H_{10}O_2]+, 117.0351, 89.0409	286.0483[M-CH_3]-, 242.0572[M-H-CH_2O-HCO]-, 199.0378, 164.0092[M-H-C_8H_4O_2]-, 151.0037[M-H-C_9H_{10}O_2]-, 125.0248	尿、粪
56	橙皮素-O-葡萄糖醛酸苷/高圣草酚-O-葡萄糖醛酸苷 Hesperetin-O-glucuronide/Homoeriodictyol-O-glucuronide	$C_{22}H_{22}O_{12}$	10.6	479.1185 (0.3)	477.1038 (−0.1)	303.0872[M+H-GlcUA]+, 285.0762[M+H-GlcUA-H_2O]+, 257.0798[M+H-GlcUA-H_2O-CO]+, 229.0855, 209.0459, 167.0035, 135.0409, 107.0481	353.0780, 301.0721[M-H-GlcUA]-, 273.0739[M-H-GlcUA-CO]-	尿
57	橙皮素-O-葡萄糖醛酸苷/高圣草酚-O-葡萄糖醛酸苷 Hesperetin-O-glucuronide/Homoeriodictyol-O-glucuronide	$C_{22}H_{22}O_{12}$	12.2	479.1188 (0.7)	477.131 (−1.5)	461.1041[M+H-H_2O]+, 303.0875[M+H-GlcUA]+, 285.0758[M+H-GlcUA-H_2O]+, 231.0253, 177.0545, 153.0184[M+H-GlcUA-C_9H_{10}O_2]+, 113.0246	431.0865[M-H-HCOOH]-, 301.0733[M-H-GlcUA]-, 242.0595[M-H-GlcUA-CH_2O-HCO]-, 175.0237, 113.0240	尿

续上表

序号	化合物名称	分子式	RT /min	[M+H]$^+$ (Error, 10^{-6})	[M-H]$^-$ (Error, 10^{-6})	正模式二级碎片(m/z) [b]	负模式二级碎片(m/z) [b]	来源
58	橙皮素-O-葡萄糖醛酸苷/高圣草酚-O-葡萄糖醛酸苷 Hesperetin-O-glucuronide/Homoeriodictyol-O-glucuronide	$C_{22}H_{22}O_{12}$	14.1	479.1181 (-0.7)	477.1023 (-3.3)	303.0858[M+H-GlcUA]$^+$, 167.0301	ND	尿
59	橙皮素-O-硫酸酯/高圣草酚-O-硫酸酯 Hesperetin-O-sulfate/Homoeriodictyol-O-sulfate	$C_{16}H_{14}O_9S$	13.0	383.0483 (3.6)	ND	303.0913[M+H-SO$_3$]$^+$, 285.0784[M+H-SO$_3$-H$_2$O]$^+$, 256.9755, 165.0219, 153.0259[M+H-SO$_3$-C$_9$H$_{10}$O$_2$]$^+$	ND	尿
60	柚皮素 [a, c] Naringenin [a, c]	$C_{15}H_{12}O_5$	15.4	273.0761 (1.4)	271.0612 (-0.1)	153.0181[M+H-C$_8$H$_8$O]$^+$, 119.0500, 91.0590	227.0695, 177.0237[M-H-C$_6$H$_6$O]$^-$, 151.0020[M-H-C$_8$H$_8$O]$^-$, 119.0504[M-H-C$_7$H$_4$O$_4$]$^-$, 107.0121[M-H-C$_8$H$_8$O-CO$_2$]$^-$, 93.0378[M-H-C$_9$H$_6$O$_4$]$^-$	血、尿、粪
61	柚皮素-O-硫酸酯 Naringenin-O-sulfate	$C_{15}H_{12}SO_8$	13.4	353.0324 (-0.5)	351.0169 (-3.2)	ND	271.0618[M-H-SO$_3$]$^-$, 199.041, 151.0028[M-H-SO$_3$-C8H8O]$^-$, 107.0499[M-H-SO$_3$-C8H8O-CO2]$^-$	尿
62	异樱花素 [c] Isosakuranetin [c] 黄酮衍生物 Flavone derivates	$C_{16}H_{14}O_5$	19.1	287.0918 (1.4)	285.0768 (-0.1)	167.0347[M+H-C$_8$H$_8$O]$^+$, 147.0440, 119.0511, 91.0567	165.0178[M-H-C$_8$H$_8$O]$^-$, 119.0498, 93.0350	尿
63	槲皮素 [a, c] Quercetin [c]	$C_{15}H_{10}O_7$	14.1	303.0514 (4.7)	301.0359 (1.6)	285.1568[M+H-H$_2$O]$^+$, 257.0389[M+H-H$_2$O-CO]$^+$, 217.9552, 176.9308, 130.9229	257.1219, 173.0636, 151.0054[M-H-C$_8$H$_6$O$_3$]$^-$, 129.0735	尿

续上表

序号	化合物名称	分子式	RT/min	$[M+H]^+$ (Error, 10^{-6})	$[M-H]^-$ (Error, 10^{-6})	正模式二级碎片(m/z)[b]	负模式二级碎片(m/z)[b]	来源
64	木犀草素 Luteolin	$C_{15}H_{10}O_6$	14.4	287.0527 (-8.1)	285.0385 (-6.9)	$153.0178[M+H-C_8H_6O_2]^+$	ND	尿
65	山奈酚 Kaempferol[a,c]	$C_{15}H_{10}O_6$	15.9	287.0555 (1.5)	285.0409 (1.6)	$153.0162[M+H-C_8H_6O_2]^+$, 111.1134	159.0436	尿
66	山奈酚-O-葡萄糖醛酸苷/木犀草素-O-葡萄糖醛酸苷 Kaempferol-O-glucuronide/Luteolin-O-glucuronide	$C_{22}H_{22}O_{11}$	14.6	463.1225 (0.1)	461.1082 (-1.7)	$445.1140[M+H-H_2O]^+$, $287.0918[M+H-GlcUA]^+$, $269.0918[M+H-GlcUA-H_2O]^+$, 167.0395, 147.0456, 119.0516	$285.0796[M-H-GlcUA]^-$, 175.0226, 113.0241	尿
67	芹菜素 Apigenin[a,c]	$C_{15}H_{10}O_5$	15.5	271.0608 (2.7)	269.0458 (0.9)	$253.0503[M+H-H_2O]^+$, $243.0647[M+H-CO]^+$, 215.0695, 197.0586, $153.0188[M+H-C_8H_8O]^+$, 91.0551	$241.0516[M-H-CO]^-$, 224.0502, 197.0005, 181.0646, 159.0444, 133.0296	尿、粪
68	芹菜素-O-葡萄糖醛酸苷 Apigenin-O-glucuronide	$C_{21}H_{18}O_{11}$	10.8	447.0925 (0.7)	445.0763 (-2.9)	$429.3314[M+H-H_2O]^+$, $271.0698[M+H-GlcUA]^+$, $243.0661[M+H-GlcUA-CO]^+$, 215.0699, 169.0675, 147.0602, 113.0197, 85.0305	$269.0447[M-H-GlcUA]^-$, 113.0244	尿
69	芹菜素-O-硫酸酯 Apigenin-O-Sulfate	$C_{15}H_{10}O_8S$	13.0	351.0177 (2.2)	349.0020 (-1.0)	$271.0604[M+H-SO_3]^+$, $253.0509[M+H-SO_3-H_2O]^+$, $243.0643[M+H-SO_3-CO]^+$, 215.043, $153.0171[M+H-SO_3-C_8H_8O]^+$, 121.0305, 91.0612	$269.0454[M-H-SO_3]^-$, 225.0516, $151.0055[M-H-SO_3-C_8H_8O]^-$, $117.0341[M-H-SO_3-C_7H_4O_4]^-$	尿、粪

注：[a] 对照品确证；[b] 碎片丢失；[c] 谱库检索对照（中药质谱数据库，1.0版本，美国 AB Sciex 公司）。Glc 为葡萄糖，Rha 为鼠李糖，ND 为表示没有检测到响应；

可可碱（3，7-二甲基黄嘌呤）和茶碱（1，3-二甲基黄嘌呤）系同分异构体（分子式 $C_7H_8N_4O_2$），均为黄嘌呤甲基化衍生物。两者均可发生氧化、去甲基化反应，产生相应的二甲基尿酸和甲基黄嘌呤。可可碱发生 1 位甲基化，茶碱发生 7 位甲基化，均可产生咖啡因（1，3，7-三甲基黄嘌呤）（图 3-25）。因此，可可碱、茶碱在大鼠体内主要发生氧化、甲基化、去甲基化反应。

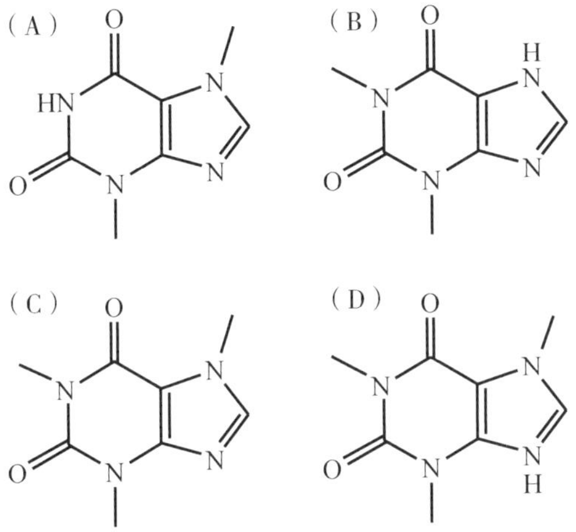

图 3-25 可可碱（A）、茶碱（B）、咖啡因（C）及 1，3，7-三甲基尿酸（D）的结构式

第四节 新会柑普茶质量标准研究

为建立新会柑普茶的质量标准，本节实验按照相关食品安全国家标准，考察了水分、总灰分、水浸出物、粗纤维、茶多酚等理化指标，拟定了相关限度标准。此外，还采用高效液相色谱法，建立了新会柑普茶的指纹图谱，为科学评价和有效控制新会柑普茶质量提供了一种可靠方法。

【实验材料】

1. 仪器

中药粉碎机（DMF-8A，浙江温岭市铭大药材机械设备有限公司）、万分之一电子分析天平（ME204，瑞士 Mettler toledo 公司）、烘箱（UFE500，德国 Memmert 公司）、水浴锅（HWS24，上海一恒科技公司）、高温炉（SX2-4-10-A，上海索域试验设备有限公司)、电炉(ES – 3618K,广州粤城厂)、离心机(5430R,德国 Eppendorf 公司)、分光光度计(Cary60,美国 Agilent 公司)、均质机(T10,德国 IKA 公司)、旋转蒸发器(N – 1100,日本 Eyela 公司)、超纯水器(Simplicity,美国 Millipore 公司)、数控超声波清洗器(KQ – 500DE,昆山市超声仪器有限公司)、Ultimate 3000 DGLC 高效液相色谱仪(美国 Dionex 公司,LPG – 3400SD 四元泵、WPS – 3000SL 自动进样器、TCC3000 – RS 柱温箱、DAD 检测器、Chromeleon7.2 数据处理软件)、Agilent 1260 高效液相色谱仪(G1311B 四元泵、G1316A 柱温箱、G1329B 进样器、G1315DDAD 检测器)。

固相萃取柱 Cleanert TPT(2 g/12 mL,Agela Technologies,批号:S02/S08,天津博纳艾杰尔科技有限公司)。

液相色谱柱:Welch Ultimate XB – C$_{18}$(4.6 mm×250 mm,5μm,S. N. 211503512,Welch:月旭科技股份有限公司)、Agilent Zorbax Eclipse Plus C$_{18}$(4.6 mm×250 mm,5μm,S. N. USUXA04768,Agilent:美国 Agilent 公司)、Elite Hypersil ODS2(4.6 mm×250 mm,5μm,S. N. E2618699,Elite:大连依科特分析仪器公司)。

2. 对照品

详见第二章第三节"2. 对照品"。

3. 试剂

甲醇(色谱纯,Honeywell,R5AG3H)、乙腈(色谱纯,Honeywell,QBYA1H)、甲醇(分析纯,广州化学试剂厂,生产批号:20170503 – 2)、磷酸(色谱纯,阿拉丁,D1508038)、浓硫酸(分析纯,广州化学试剂厂,生产批号:20160109 – 1)、氢氧化钠(分析纯,西陇化工股份有限公司,150831 – 1)、浓盐酸(分析纯,广州化学试剂厂,20160201 – 1)、乙醇(分析纯,广州化学试剂厂,20170601 – 2)、碳酸钠(分析纯,广州化学试剂厂,20140101 – 1)、福林酚试剂(分析纯,合肥博美生物,HF23B191228)、正己烷(分析纯,上海麦克林生化科技有限公司,C10104748)、无水硫酸钠(分析纯,天津市大茂化学试剂厂,2015113)、甲苯(分析纯)、丙酮(分析纯)。

4. 供试品

详见第三章第二节"2. 供试品"。

【实验部分】

(一)理化指标检测

1. 水分

按照 GB 5009.3—2016《食品安全国家标准 食品中水分的测定》中"第一法

直接干燥法"，测定新会柑普茶中的水分含量。对31批样品进行测定，结果见表 3－5，测定结果中水分含量为2.95%～10.13%，均符合国家标准GB/T 22111— 2008《地理标志产品 普洱茶》和地方标准DB44/T 604—2009《地理标志产品 新会陈皮》对样品水分的要求，其中，普洱茶（熟茶）紧压茶的水分限度为 12.5%，陈皮的水分限度为13.0%。综合以上标准，拟规定新会柑普茶的水分限度 为13.0%。

表3－5 新会柑普茶水分测定结果

序 号	称样量/g	水分/%	平均水分/%	RAD*/%
1	2.0016	7.49	7.46	0.40
	2.0113	7.43		
2	2.0208	6.77	6.78	0.07
	2.0133	6.78		
3	2.0064	8.80	8.79	0.11
	2.0055	8.78		
4	2.0094	9.03	8.9	1.52
	2.0218	8.76		
5	2.0135	9.08	9.08	0.06
	2.0111	9.07		
6	2.0099	7.60	7.56	0.60
	2.0266	7.51		
7	2.0181	10.23	10.13	0.99
	2.0095	10.03		
8	2.0135	6.33	6.32	0.24
	2.0111	6.30		
9	2.0099	7.28	7.36	1.09
	2.0266	7.44		
10	2.0181	7.86	7.88	0.25
	2.0095	7.90		
11	2.0142	8.50	8.3	2.41
	2.0221	8.10		
12	2.0135	6.32	6.44	1.94
	2.0111	6.57		
13	2.0099	5.95	6.16	3.33
	2.0266	6.36		

续上表

序　号	称样量/g	水分/%	平均水分/%	RAD*/%
14	2.0181	8.51	8.36	1.86
	2.0095	8.20		
15	2.0142	8.12	8.15	0.37
	2.0221	8.18		
16	2.0280	6.52	6.55	0.46
	2.0037	6.58		
17	2.0094	6.81	6.83	0.29
	2.0075	6.85		
18	2.0059	6.45	6.41	0.62
	2.0118	6.37		
19	2.0209	9.24	9.22	0.27
	2.0220	9.19		
20	2.0007	7.98	8.21	2.74
	2.0013	8.43		
21	2.0004	5.20	5.30	1.89
	2.0059	5.40		
22	1.9999	7.65	7.61	0.53
	2.0012	7.57		
23	2.0020	7.23	7.47	3.15
	2.0038	7.70		
24	2.0027	6.48	6.57	1.37
	2.0015	6.66		
25	2.0024	5.64	5.52	2.27
	2.0028	5.39		
26	2.0042	7.10	7.21	1.53
	2.0019	7.32		
27	2.0017	6.61	6.65	0.53
	2.0003	6.68		
28	2.0005	8.73	8.42	3.74
	2.0022	8.10		
29	1.9912	7.87	7.74	1.75
	2.0030	7.60		

续上表

序　号	称样量/g	水分/%	平均水分/%	RAD*/%
30	2.0058	2.66	2.95	9.68
	2.0050	3.23		
31	2.0011	6.54	6.87	4.73
	2.0002	7.19		

注：RAD* 为相对平均偏差。

2. 总灰分

按照 GB 5009.4—2016《食品安全国家标准　食品中总灰分的测定》第一法，测定新会柑普茶中的灰分含量。对 31 批样品进行测定，结果见表 3 - 6，总灰分含量为 5.3%～7.2%，均符合国家标准 GB/T 22111—2008《地理标志产品　普洱茶》对样品总灰分含量的规定。拟沿用该标准中的限度，规定新会柑普茶中总灰分含量限度为 8.5%。

表 3 - 6　新会柑普茶灰分测定结果

序　号	称样量/g	总灰分/%	平均总灰分/%	RAD/%
1	2.0074	6.6	6.6	0.08
	2.0629	6.61		
2	2.0698	6.84	6.9	0.29
	2.0063	6.88		
3	2.0018	6.59	6.6	0.00
	2.0022	6.59		
4	2.0079	6.72	6.7	0.22
	2.0039	6.69		
5	2.0007	6.89	7.0	1.15
	2.0055	7.05		
6	2.0004	6.81	6.8	0.00
	2.0046	6.81		
7	2.0213	6.77	6.7	1.73
	2.0747	6.54		
8	2.0784	6.59	6.7	0.90
	2.0613	6.71		
9	2.0022	6.92	6.9	0.87
	2.0243	6.8		

续上表

序　号	称样量/g	总灰分/%	平均总灰分/%	RAD/%
10	2.0036	6.83	6.8	0.15
	2.0622	6.85		
11	2.0404	6.94	7.0	0.36
	2.0030	6.99		
12	2.0291	6.58	6.5	0.92
	2.0104	6.46		
13	2.0023	6.05	5.9	1.77
	2.0002	5.84		
14	2.0110	5.94	5.9	0.25
	2.0106	5.91		
15	2.2002	6.10	6.0	1.75
	2.0181	5.89		
16	2.0505	6.04	6.1	0.41
	2.0009	6.09		
17	2.0127	6.89	6.9	0.44
	2.0595	6.83		
18	2.0202	7.19	7.2	0.69
	2.0289	7.29		
19	2.0138	5.21	5.3	1.14
	2.0058	5.33		
20	2.0073	6.69	6.78	1.33
	2.0065	6.87		
21	2.0016	6.35	6.37	0.31
	2.0009	6.39		
22	2.0168	6.36	6.35	0.24
	2.0194	6.33		
23	2.0038	6.55	6.59	0.61
	2.0036	6.63		
24	2.0089	6.76	6.74	0.37
	2.0024	6.71		
25	2.0043	6.47	6.47	0.00
	2.0009	6.47		

续上表

序　号	称样量/g	总灰分/%	平均总灰分/%	RAD/%
26	2.0088	6.06	6.13	1.06
	2.0075	6.19		
27	2.0039	6.35	6.33	0.40
	2.0033	6.30		
28	2.0017	6.88	6.96	1.08
	2.0028	7.03		
29	2.0048	6.99	6.97	0.29
	2.0004	6.95		
30	2.0028	6.49	6.55	0.84
	2.0038	6.60		
31	2.0019	6.64	6.66	0.30
	2.0033	6.68		

3. 水浸出物

按照食品安全国家标准 GB/T 8305—2013《茶　水浸出物测定》的方法，测定新会柑普茶中的水浸出物含量。对 31 批样品进行测定，结果见表 3-7，水浸出物含量为 30.5%～51.8%，平均值为 42.5%，均符合国家标准 GB/T 22111—2008《地理标志产品　普洱茶》的规定。拟沿用该标准中的限度，规定新会柑普茶中水浸出物含量最低值为 28.0%。

表 3-7　新会柑普茶水浸出物测定结果

序　号	称样量/g	水浸出物/%	平均水浸出物/%	RAD/%
1	2.0121	37.77	37.3	1.36
	2.0112	36.75		
2	2.0038	40.24	39.6	1.55
	2.0486	39.01		
3	2.0005	41.26	40.6	1.73
	2.0193	39.86		
4	2.0145	45.60	46.0	0.96
	2.0171	46.49		
5	1.9988	46.13	45.7	0.85
	2.0400	45.35		

续上表

序　　号	称样量/g	水浸出物/%	平均水浸出物/%	RAD/%
6	2.0034	41.51	41.1	0.91
	2.0207	40.77		
7	2.0110	47.13	46.5	1.34
	2.0107	45.88		
8	2.0112	48.44	48.4	0.12
	2.0148	48.32		
9	2.0117	46.89	47.0	0.13
	2.0186	47.02		
10	2.0033	41.16	41.0	0.50
	2.0186	40.75		
11	2.0109	49.46	49.7	0.56
	2.0187	50.02		
12	2.0258	46.94	47.5	1.20
	2.0254	48.07		
13	2.0159	45.76	45.8	0.08
	2.0090	45.83		
14	2.0123	47.06	46.7	0.73
	2.0262	46.39		
15	2.0012	47.65	47.5	0.35
	2.0200	47.32		
16	1.9987	46.25	46.2	0.00
	2.0261	46.25		
17	2.019	42.11	42.0	0.14
	2.0244	41.99		
18	2.0014	42.36	42.2	0.41
	2.0153	42.01		
19	2.0262	51.74	51.8	0.14
	2.0248	51.89		
20	2.0025	36.92	36.9	0.14
	2.0003	36.82		
21	2.0011	36.90	36.7	0.51
	2.0020	36.53		

续上表

序　　号	称样量/g	水浸出物/%	平均水浸出物/%	RAD/%
22	2.0013	41.50	40.8	1.83
	2.0028	40.01		
23	2.0016	38.55	38.3	0.69
	2.0002	38.02		
24	2.0000	40.34	40.7	0.92
	2.0016	41.09		
25	2.0019	33.71	33.9	0.50
	2.0003	34.05		
26	2.0003	36.87	36.8	0.23
	2.0006	36.71		
27	2.0018	30.58	30.5	0.36
	2.0029	30.36		
28	1.9999	39.95	39.9	0.19
	2.0000	39.79		
29	2.0015	43.65	43.8	0.27
	2.0027	43.88		
30	2.0026	42.89	43.5	1.45
	2.0034	44.15		
31	2.0021	43.40	43.0	0.85
	2.0037	42.67		

4. 粗纤维

按照食品安全国家标准 GB/T 8310—2013《茶　粗纤维测定》的方法，测定新会柑普茶中的粗纤维含量。对 31 批样品进行测定，结果见表 3-8，粗纤维含量为 8.08%～15.88%，共有 30 批符合国家标准 GB/T 22111—2008《地理标志产品　普洱茶》的规定。拟沿用该标准中的限度，规定新会柑普茶中粗纤维的限度为 15.0%。

表 3-8　新会柑普茶粗纤维测定结果

序　　号	称样量/g	粗纤维/%	平均粗纤维/%	RAD/%
1	2.5075	13.66	13.8	1.02
	2.5079	13.94		
2	2.6697	13.08	13.0	0.29
	2.6680	13.00		

续上表

序　号	称样量/g	粗纤维/%	平均粗纤维/%	RAD/%
3	2.6692	10.16	10.1	0.50
	2.6687	10.06		
4	2.5608	11.26	11.2	0.42
	2.5606	11.17		
5	2.6042	12.76	12.8	0.29
	2.6113	12.83		
6	2.6118	14.32	14.4	0.83
	2.5405	14.56		
7	2.5376	14.15	14.5	2.63
	2.5226	14.92		
8	2.5183	12.09	12.2	1.09
	2.5200	12.36		
9	2.5080	14.92	15.0	0.31
	2.5110	15.02		
10	2.4984	12.20	12.2	0.05
	2.5002	12.18		
11	2.5258	14.27	14.3	0.06
	2.5068	14.29		
12	2.5396	12.58	12.4	1.64
	2.5908	12.17		
13	2.5231	11.99	12.2	1.59
	2.5406	12.38		
14	2.5201	13.78	13.8	0.01
	2.5228	13.79		
15	2.5794	12.46	12.8	2.78
	2.5017	13.18		
16	2.5762	11.66	11.5	1.02
	2.5966	11.43		
17	2.5834	13.20	13.1	0.41
	2.5792	13.09		
18	2.5693	13.79	13.8	0.27
	2.5710	13.87		

续上表

序　号	称样量/g	粗纤维/%	平均粗纤维/%	RAD/%
19	2.5022	13.05	13.0	0.26
	2.5043	12.98		
20	2.5043	11.72	11.77	0.41
	2.5085	11.82		
21	2.5048	8.37	8.39	0.21
	2.5005	8.41		
22	2.5030	8.17	8.08	1.11
	2.5062	7.99		
23	2.5060	14.44	14.52	0.55
	2.5076	14.60		
24	2.5016	14.57	14.55	0.15
	2.5067	14.53		
25	2.5016	15.32	15.88	3.50
	2.5097	16.43		
26	2.5278	13.69	13.74	0.38
	2.5139	13.80		
27	2.5107	12.33	12.35	0.22
	2.5145	12.38		
28	2.5065	10.55	10.29	2.56
	2.5106	10.03		
29	2.4957	10.71	10.69	0.15
	2.5052	10.68		
30	2.5006	8.64	8.46	2.08
	2.5159	8.29		
31	2.5042	11.20	11.15	0.37
	2.5034	11.11		

5. 茶多酚

按照 GB/T 8313—2008《茶叶中茶多酚和儿茶素类含量的检测方法》，测定新会柑普茶中的茶多酚含量。对 31 批样品进行测定，结果见表 3 - 9，茶多酚含量为 4.7%～10.5%，均符合国家标准 GB/T 22111—2008《地理标志产品　普洱茶》的规定。拟沿用该标准中的限度，规定新会柑普茶中茶多酚含量限度为 15.0%。

表3-9 新会柑普茶茶多酚含量测定结果

序 号	称样量/g	茶多酚/%	平均茶多酚/%	RAD/%
1	0. 2043	5. 88	5. 8	1. 82
	0. 2015	5. 67		
2	0. 2006	6. 84	6. 8	0. 96
	0. 2014	6. 71		
3	0. 2021	8. 81	8. 7	1. 09
	0. 2007	8. 62		
4	0. 2011	8. 24	8. 3	0. 66
	0. 2011	8. 35		
5	0. 2034	8. 60	8. 5	1. 30
	0. 2011	8. 38		
6	0. 2023	6. 94	6. 8	1. 83
	0. 2020	6. 69		
7	0. 2035	8. 35	8. 2	1. 27
	0. 2011	8. 14		
8	0. 2014	8. 54	8. 8	2. 62
	0. 2035	9. 00		
9	0. 2036	10. 47	10. 5	0. 10
	0. 2028	10. 45		
10	0. 2023	9. 36	9. 4	0. 05
	0. 2022	9. 35		
11	0. 2013	8. 51	8. 8	3. 24
	0. 2016	9. 08		
12	0. 2025	8. 06	8. 0	0. 25
	0. 2015	8. 02		
13	0. 2022	6. 78	6. 8	0. 15
	0. 2016	6. 80		
14	0. 2028	5. 98	5. 9	1. 18
	0. 2020	5. 84		
15	0. 2019	6. 44	6. 4	0. 86
	0. 2025	6. 33		
16	0. 2021	6. 37	6. 2	2. 17
	0. 2024	6. 10		

续上表

序　号	称样量/g	茶多酚/%	平均茶多酚/%	RAD/%
17	0.2022	5.94	5.9	0.85
	0.2019	5.84		
18	0.2018	4.86	4.9	0.41
	0.2027	4.90		
19	0.2025	6.70	6.7	0.75
	0.2016	6.60		
20	0.2023	5.74	5.95	3.53
	0.2038	6.16		
21	0.2052	7.30	7.51	2.80
	0.2023	7.72		
22	0.2046	7.13	7.22	1.25
	0.2039	7.31		
23	0.2052	6.21	6.22	0.08
	0.2041	6.22		
24	0.2045	6.86	6.79	1.03
	0.2028	6.72		
25	0.2058	5.99	5.89	1.78
	0.2069	5.78		
26	0.2024	7.86	7.90	0.44
	0.2031	7.93		
27	0.2007	4.69	4.70	0.11
	0.2013	4.70		
28	0.2029	6.03	6.16	2.03
	0.2017	6.28		
29	0.2040	5.63	5.80	2.93
	0.2021	5.97		
30	0.2044	8.00	8.03	0.37
	0.2041	8.06		
31	0.2007	8.28	8.10	2.29
	0.2052	7.91		

（二）指纹图谱

1. 色谱条件的选择

1）流动相

以甲醇为流动相 A，以 0.1% 磷酸溶液为流动相 B，按表 3 - 10 进行梯度洗脱；柱温为 30 ℃；流速为 1.0 mL/min。

表 3 - 10   流动相洗脱梯度

时间/min	流动相 A/%	流动相 B/%
0 ~ 25	5→50	95→50
25 ~ 35	50→90	50→10
35 ~ 40	90	10

2）检测波长

考察各色谱峰的紫外光谱（图 3 - 26），大部分化合物在 270 nm 处有较大吸收，故确定指纹图谱的检测波长为 270 nm。

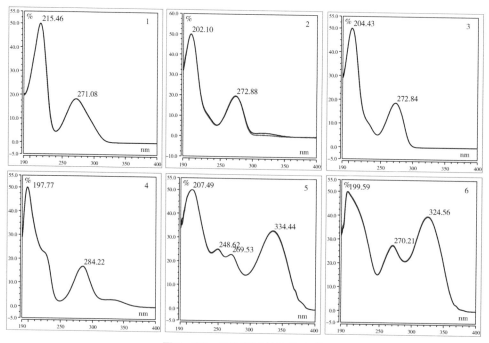

图 3 - 26   各特征峰的紫外光谱

注：图中序号同图 3 - 29 中色谱峰峰号。

3）色谱柱的选择

陈皮主要含黄酮类、挥发油、生物碱等化学成分[54]，普洱茶主要含儿茶素类、酚酸、生物碱等[41]，根据其结构特征和理化性质，选用 C_{18} 柱进行分离。分别考察了 Elite Hypersil ODS2（4.6 mm × 250 mm，5 μm）、Welch Ultimate XB – C_{18}（4.6 mm × 250 mm，5 μm）、Agilent Zorbax Eclipse Plus C_{18}（4.6 mm × 250 mm，5 μm）3 种型号的色谱柱，各色谱峰均能达到基本分离。各型号色谱柱分离情况见图 3 – 27。

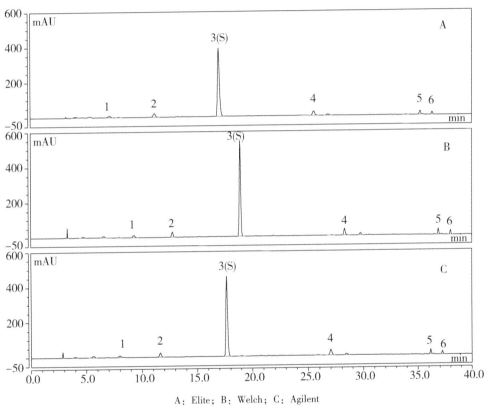

A：Elite；B：Welch；C：Agilent

图 3 –27 色谱柱的选择与比较

2. 样品的制备

（1）参照物溶液的制备：取没食子酸、咖啡因、橙皮苷、川陈皮素、橘皮素对照品适量，精密称定，加 80% 甲醇制成每毫升各含约 50 μg 参照物的混合溶液，即得。

（2）供试品溶液的制备：精密称取 0.5 g 试样（40 目），置锥形瓶中，精密加入 80% 甲醇溶液 100 mL，称定质量，超声处理（功率 250 W，频率 40 kHz）

30 min，放至室温，用80%甲醇溶液补足减失的质量，滤过，取续滤液，即得。

（3）供试品溶液制备中溶剂的选择：考察了不同提取溶剂对供试品溶液的影响，发现80%甲醇溶液对柑普茶样品各色谱峰的提取效率优于水与50%甲醇溶液。

3. 样品检测

取表3-1中的新会柑普茶，按"供试品溶液的制备"项下方法处理，依法测定，记录各色谱图。建立共有模式的19批样品叠加图（图3-28）。

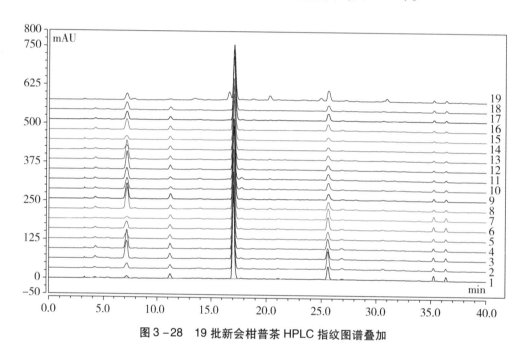

图3-28　19批新会柑普茶HPLC指纹图谱叠加

4. 指纹图谱中特征峰的确定

通过对19批柑普茶的色谱图进行分析，有6个色谱峰稳定重现，故确立了6个共有峰。通过与各参照物的保留时间及紫外光谱进行对比，可确证1号峰为没食子酸、3号峰为咖啡因、4号峰为橙皮苷、5号峰为川陈皮素、6号峰为橘皮素（见图3-29，紫外光谱见图3-26、图3-30）。

采用国家药典委员会颁布的《中药色谱指纹图谱相似度评价系统》（2012年版）软件自动匹配19批新会柑普茶的HPLC图色谱峰保留时间和峰面积等参数，以平均值法作为对照指纹图谱的生成方法，提取新会柑普茶的共有模式，建立对照指纹图谱。根据指纹图谱相似度评价结果得出各样品的相似度，见表3-11，相似度≥0.98，具有很好的相关性。

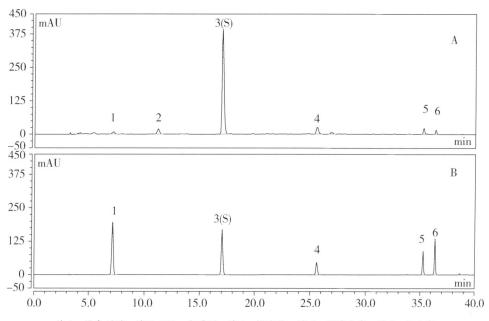

峰1：没食子酸；峰3（S）：咖啡因；峰4：橙皮苷；峰5：川陈皮素；峰6：橘皮素

图3-29　新会柑普茶指纹图谱（A：柑普茶；B：参照物）

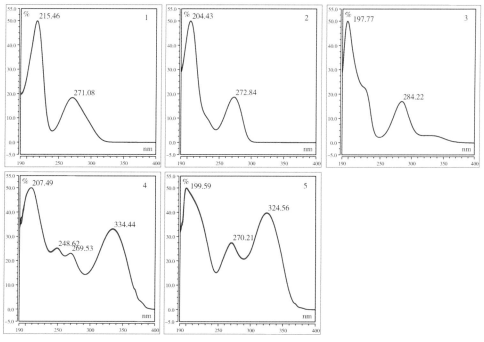

1：没食子酸；2：咖啡因；3：橙皮苷；4：川陈皮素；5：橘皮素

图3-30　参照物的紫外光谱

表 3-11 所有 31 批新会柑普茶指纹图谱相似度评价结果

编 号	相 似 度	编 号	相 似 度	编 号	相 似 度
1	0.988	12	0.994	23	1.000
2	0.989	13	0.987	24	0.998
3	0.996	14	0.992	25	0.998
4	0.996	15	0.992	26	0.995
5	0.997	16	0.999	27	0.997
6	0.996	17	1.000	28	1.000
7	0.988	18	0.999	29	0.999
8	0.988	19	0.996	30	0.993
9	0.996	20	0.999	31	0.994
10	0.998	21	0.997		
11	0.998	22	1.000		

5. 专属性试验

取新会柑普茶供试品溶液（编号：1）、与该批次对应的普洱茶供试品溶液及广陈皮供试品溶液、参照物溶液、空白溶剂（80% 甲醇），分别进样，用相同的色谱条件进行分析，结果表明专属性良好（图 3-31）。

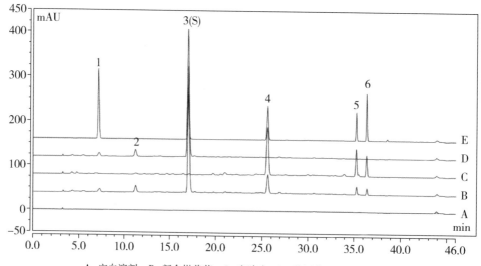

A. 空白溶剂；B. 新会柑普茶；C. 广陈皮；D. 普洱茶；E. 混合对照品

图 3-31 新会柑普茶指纹图谱专属性试验

6. 精密度试验

取同一新会柑普茶供试品溶液（批号：01），按上述色谱条件，于高效液相色谱仪上连续进样6次，记录色谱图（图3－32）。采用《中药色谱指纹图谱相似度评价系统》（2012年版）进行评价，相似度均等于1.00，各图谱共有峰相对保留时间的 RSD 值为0.04%～0.21%，相对峰面积的 RSD 值为0～1.26%，结果表明，精密度良好。

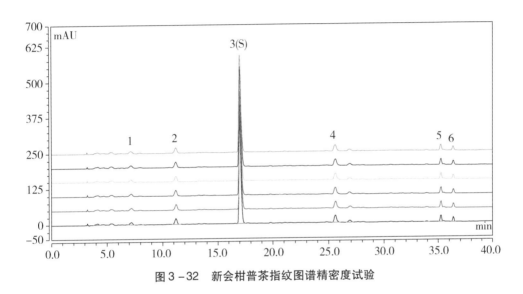

图3－32 新会柑普茶指纹图谱精密度试验

7. 重复性试验

取同一批号柑普茶样品（批号：01），平行取样6份，按"供试品溶液的制备"项下的方法制备，按上述色谱条件分别进样，记录色谱图（图3－33）。采用《中药色谱指纹图谱相似度评价系统》（2012年版）进行评价，相似度均等于1.00，各图谱共有峰相对保留时间的 RSD 值为0.06%～0.12%，相对峰面积的 RSD 值为0～5.96%，结果表明该分析方法的重复性良好。

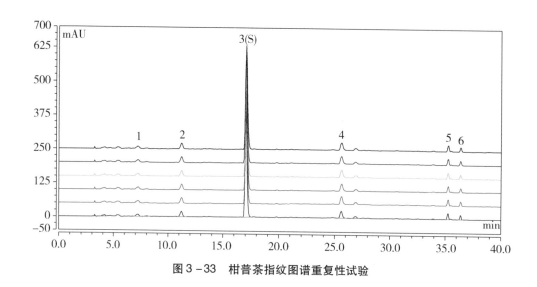

图3-33　柑普茶指纹图谱重复性试验

8. 稳定性试验

取同一柑普茶供试品溶液（批号：01），按上述色谱条件，分别在 0 h，2 h，4 h，8 h，12 h，24 h，48 h 进样，记录色谱图（图3-34）。采用《中药色谱指纹图谱相似度评价系统》（2012 年版）进行评价，相似度均等于 1.00，各图谱共有峰相对保留时间的 RSD 值为 0.04%～0.20%，相对峰面积的 RSD 值为 0～1.23%，结果表明供试品溶液在 48 h 内稳定性良好。

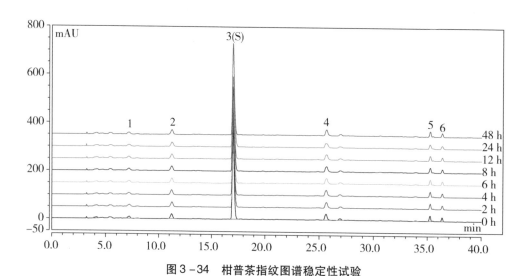

图3-34　柑普茶指纹图谱稳定性试验

9. 中间精密度试验

分别考察不同分析人员、不同日期、不同设备对精密度的影响。

两人分别取同一批柑普茶（批号：01），按"供试品溶液的制备"项下的平行制样两份，按上述色谱条件分别进样。在不同日期分别取同一批柑普茶（批号：01），平行制样两份，按"供试品溶液的制备"项下的方法处理，按上述色谱条件分别进样。取同一批柑普茶（批号：01），平行制样两份，按"供试品溶液的制备"项下的方法处理，按上述色谱条件在不同设备分别进样。中间精密度试验结果见图 3-35 至图 3-37。

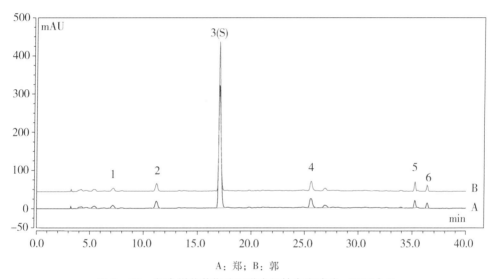

A：郑；B：郭

图 3-35 新会柑普茶指纹图谱中间精密度试验-不同人员

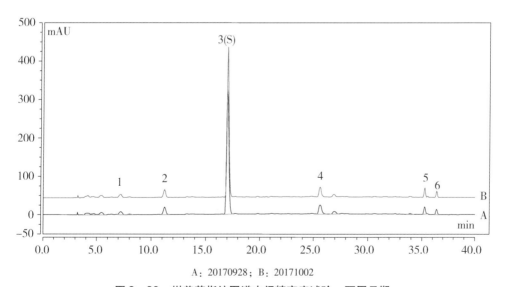

A：20170928；B：20171002

图 3-36 柑普茶指纹图谱中间精密度试验-不同日期

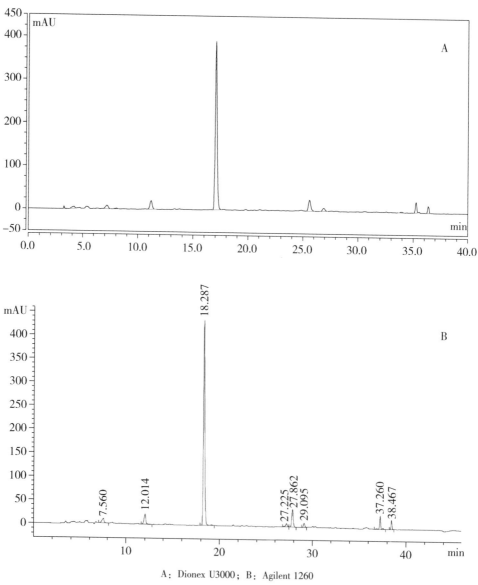

A：Dionex U3000；B：Agilent 1260

图 3-37　柑普茶指纹图谱中间精密度试验－不同设备

　　采用《中药色谱指纹图谱相似度评价系统》（2012 年版）进行评价。在不同日期、不同人员、不同设备变动因素的条件下，相似度均为 1.00，不同影响因素下各图谱共有峰相对保留时间的变异为 0.02%～1.32%，相对峰面积的变异为 1.15%～6.85%。结果表明，该方法中间精密度良好，随机变动因素不影响该方法的精密度。

10. 耐用性试验

取同一批号新会柑普茶供试品（批号：01），分别使用 Elite Hypersil ODS2（4.6 mm×250 mm，5 μm）、Welch Ultimate XB – C$_{18}$（4.6 mm×250 mm，5 μm）、Agilent Zorbax Eclipse Plus C$_{18}$（4.6 mm×250 mm，5 μm）3 种型号的色谱柱，测定新会柑普茶的指纹图谱，记录色谱图（图 3 – 38）。采用《中药色谱指纹图谱相似度评价系统》（2012 年版）进行评价，结果显示相似度均为 1.00，各图谱共有峰相对保留时间的 RSD 值为 1.04%～6.88%，相对峰面积的 RSD 值为 0～3.62%，表明该方法耐用性良好。

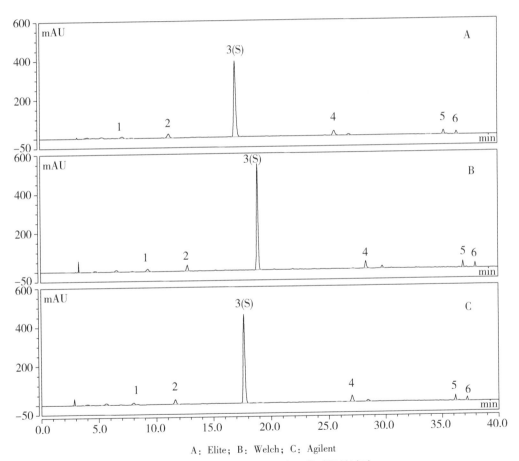

A：Elite；B：Welch；C：Agilent

图 3 – 38　新会柑普茶指纹图谱耐用性试验

第五节 本章小结

近两年来，柑普茶产业迅速发展，茶企的品牌不断增多，2016 年，柑普茶销售量达 5000 t。然而，目前业内仍缺乏规范的质量标准，造成新会柑普茶的质量参差不齐，不利于新会柑普茶在市场上的管理及推广。因此，加快建设新会柑普茶标准化体系，优化新会柑普茶生产各环节的技术规范，建立产品优质标准，对推动新会柑普茶生产规范化、产业集约化、产品国际化具有重要意义。

本研究按照相关国家标准，考察了 31 批新会柑普茶样品的水分、总灰分、水浸出物、粗纤维、茶多酚等指标，拟定限度如表 3 - 12 所示。

表 3 - 12　新会柑普茶理化指标

项　目	指　标
水分/%	≤13.0
总灰分/%	≤8.5
水浸出物/%	≥28.0
粗纤维/%	≤15.0
茶多酚/%	≤15.0

为建立新会柑普茶的指纹图谱，本研究考察了不同提取溶剂对新会柑普茶样品各色谱峰的提取效率，80% 甲醇溶液提取效果优于水与 50% 甲醇溶液。考察了柱温对指纹图谱的影响，发现柱温为 30 ℃时各色谱峰峰形较好。此外，本研究还考察了各色谱峰的紫外光谱，发现大部分化合物在 270 nm 处有较大吸收，故确定指纹图谱的检测波长为 270 nm。

本研究建立的新会柑普茶指纹图谱有 6 个特征峰，其中 5 个特征峰确证为没食子酸、咖啡因、橙皮苷、川陈皮素、橘皮素，是广陈皮及普洱茶的主要成分，基本能反映新会柑普茶的整体质量，为科学评价和有效控制新会柑普茶质量提供了依据。基于建立的指纹图谱，本研究对小青柑、花青柑、大红柑 3 种类型的新会柑普茶进行了分析，发现化学特征相似度较高，表明新会柑普茶整体质量及各成分比例稳定一致。

基于上述研究结果，并参考相关的食品安全国家标准，本研究拟定了新会柑普茶的质量标准（详见附录一）。

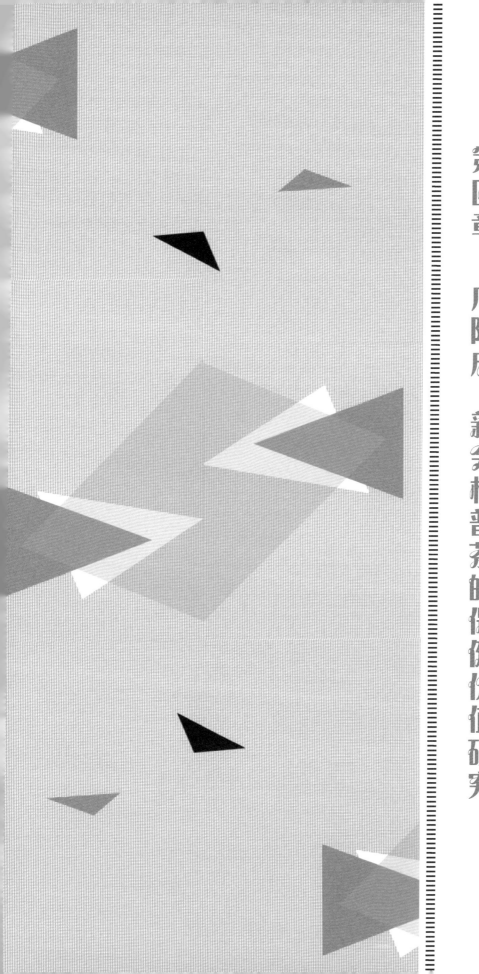

第四章　广陈皮、新会柑普茶的保健价值研究

第一节 研 究 概 述

本研究采用大鼠模型，研究了广陈皮、新会柑普茶对大鼠氧化应激、脂肪代谢、肠道菌群及脾虚证的干预作用。结果显示，广陈皮、新会柑普茶均具有提高机体抗氧化活性的功效。另外，新会柑普茶可在不影响正常饮食的情况下降低健康大鼠的体重增长率，达到预防肥胖的功效，其调节肠道菌群结构效果更佳。脾虚大鼠模型实验中，广陈皮对改善脾虚大鼠的体重和精神状况、促进消化吸收、提高免疫及抗氧化水平、调节肠道菌群结构效果最佳，新会柑普茶的作用优于普洱茶。

第二节 广陈皮、新会柑普茶对健康大鼠体内氧化应激、脂肪代谢及肠道菌群的调节作用研究

本书第二章、第三章系统地鉴定了广陈皮、新会柑普茶提取液中的化合物，结果显示，广陈皮、柑普茶中富含黄酮、茶多酚等多酚类化合物。研究表明，多酚类化合物的抗氧化、抗肿瘤、预防心脑血管疾病等功能的发挥主要依赖于肠道菌群对其的代谢，多酚的代谢产物又会对肠道菌群产生影响，这种相互作用影响着宿主的健康[107]。目前，柑普茶的保健功能尚未有研究，广陈皮、柑普茶对肠道菌群的影响亦未见报道。本研究通过对 SD 大鼠灌胃给予广陈皮提取液/柑普茶提取液，研究广陈皮、新会柑普茶对健康大鼠体内氧化应激、脂肪代谢及肠道菌群的调节作用。

【实验材料】

1. 仪器

–80 ℃超低温冰箱（DW – 86L338，青岛海尔特种电器有限公司）、万分之一电子分析天平（ME204，瑞士 Mettler toledo 公司）、离心机（5430R，德国 Eppen-dorf 公司）、电热恒温培养箱（IC612C，日本 Yamato 公司）、涡旋振荡器（Vortex – Genie 2，美国 Scientific Industries 公司）、多孔超微量核酸蛋白分析仪（epoch，美

国 Biotek 公司）、全自动生化分析仪（FAITH – 1600，南京劳拉电子有限公司）、电热恒温水浴锅（HWS24，上海一恒科技有限公司）、Y – 3102 型大鼠代谢笼（上海玉研科学仪器有限公司）、96 孔 PCR 仪（Veriti 9902，美国 ABI 公司）、一次性 1 mL 注射器（北京因特圣公司）、灌胃针（广东省职业卫生检验中心实验动物中心定制）。

2. 试剂

0.9%氯化钠注射液（辰欣药业股份有限公司），SOD 试剂盒（WST – 1 法，批号：20180523）、MDA 测试盒（批号：20180412）、谷胱甘肽 – 过氧化物酶（GSH – PX）测试盒（批号：20180411）均购自南京建成生物工程研究所，TG 测定试剂盒（GPO – PAP 法，批号：180991）、TC 测试盒（GPO – PAP 法，批号：161501）购自中生北控生物科技股份有限公司，高密度脂蛋白胆固醇（HDL – C）试剂盒（批号：17080301）、LDL – C 试剂盒（批号：17080301）购自上海华氏亚太生物制药公司，PowerSoil® DNA 提取试剂盒（12888，美国 MO BIO Laboratories）。

3. 实验动物

雄性 SD 大鼠 40 只，SPF 级，体重 200 ～ 250 g，购自广东省医学实验动物中心［许可证号：SCXK（粤）2013 – 0002］。

4. 实验环境

经过中山大学生命科学学院动物伦理委员会的批准，实验动物饲养于中山大学生命科学学院中药与海洋实验室 SPF 级动物房［许可证编号：SYXK（粤）2014 – 0200］。购买实验动物后，先让其在新环境下适应一周再开始实验，实验过程中采取适当的方法减轻动物所受的伤害。动物房 12 小时日夜交替，温度 23 ± 2 ℃，湿度 55% ±5%，动物自由采食。

5. 供试品

新会柑普茶及制备该批次柑普茶的原料普洱茶、广陈皮由江门市新会区和乐茶艺有限公司提供（批号：201712）。

【实验部分】

（一）受试物的提取

将柑普茶（大红柑）磨碎，称取 100 g，浸泡在沸水中 3 次（分别为 2 L 20 min，1.5 L 15 min，1.5 L 15 min），趁热过滤，合并滤液，滤液 60 ℃下减压浓缩至 500 mL，得到浓度为 0.2 g/mL 的浓缩茶汤。

柑普茶中普洱茶与广陈皮的质量比平均为 8∶2，故将同一批次柑普茶的原料普洱茶、广陈皮分别用沸水提取，浓缩至浓度为 0.16 g/mL 的普洱茶、0.04 g/mL 的广陈皮提取物。

（二）动物分组及给药

40 只 SD 大鼠随机分为 4 组，每组 10 只，分组及给药剂量如下：①正常对照组：灌胃饮用水（0.5 mL/100 g 体重，一天两次）；②柑普茶组：灌胃柑普茶（1.5 g/kg 体重，一天两次）；③普洱茶组：灌胃普洱茶（1.2 g/kg 体重，一天两次）；④广陈皮组：灌胃广陈皮提取物（0.3 g/kg 体重，一天两次）。连续给药 28 天，每日记录大鼠体重及平均摄食量。大鼠柑普茶 3 g/(kg·d) 相当于成人 33 g/70 (kg·d)。

（三）样本采集

末次灌胃给药后（第 28 天傍晚），将大鼠置于代谢笼中，禁食 12 h，收集末次灌胃给药后 0～12 h 内的尿液、粪便样品，于 -80 ℃保存，用于代谢研究。次日，腹腔注射 10% 水合氯醛（0.3 mL/100 g 体重）麻醉大鼠，纵剖结肠，收集结肠内粪便于 1.5 mL 冻存管中，立即放入液氮中，随后转移至 -80 ℃保存，用于大鼠肠道微生物研究。采用腹主动脉取血方法，收集血样。收集的血样在室温下使其自然凝固后析出血清，再在 5000 r/min 离心机上离心 20 min，用移液器吸出上层血清置于离心管中，于 -80 ℃保存，待测。

（四）氧化应激指标检测

经离心后的大鼠血清按试剂盒说明书操作进行 SOD、MDA、GSH - px 检测。

（五）血脂代谢指标检测

经离心后的大鼠血清按试剂盒说明书操作，采用全自动生化仪测定 TC、TG、LDL - C、HDL - C。

（六）粪便 DNA 的提取与检测

（1）采用试剂盒 PowerSoil® DNA Isolation Kit 提取肠道菌群总 DNA，具体操作按照试剂盒说明书进行，采用分光光度计法测定其在 260 nm/280 nm，260 nm/230 nm 的吸光度比值，检测 DNA 的浓度和纯度。

（2）对 16S rRNA 基因 V3 - V4 区进行 PCR 扩增，扩增引物为：5′ - ACTC-CTACGGGAGGCAGCA - 3′；5′ - GGACTACHVGGGTWTCTAAT - 3′。按照表 4 - 1 反应体系进行配制，按照表 4 - 2 程序进行反应。

表 4 – 1 PRC 反应体系 (50 μL)

试 剂 名 称	用 量
基因组 DNA	60 ng
正向引物 (10 μmol/L)	1.5 μL
反向引物 (10 μmol/L)	1.5 μL
Q5 High – Fidelity DNA Polymerase	0.2 μL
High GC Enhancer	10 μL
Buffer	10 μL
dNTP	1 μL
ddH$_2$O	补至总体积 50 μL

表 4 – 2 PCR 反应条件

反 应 阶 段	温度/℃	时间/min	循 环 次 数
预变性	95	5	1
变性	95	1	15
复性	50	1	15
延伸	72	1	15
后延伸	72	7	1

各样本 PCR 产物经 VAHTS™ DNA Clean Beads 磁珠纯化、定量和等量混合后构建测序文库，质检合格的文库在 Illumina Hiseq 2500 平台上利用双末端测序 (Paired – end) 的方法进行测序。

（七）数据处理

1. 实验数据处理

使用 Excel 2013 对实验结果进行统计分析，使用 GraphPad Prism 7 作图。各组实验结果均以"平均数 ± 标准差" ($\bar{x} \pm s$) 表示，使用 t 检验评估数据显著差异，$P < 0.05$ 说明两组之间有显著性差异，$P < 0.01$ 说明两组之间有极显著性差异。

2. 肠道菌群数据处理

对肠道菌群数据处理流程见图 4 – 1。

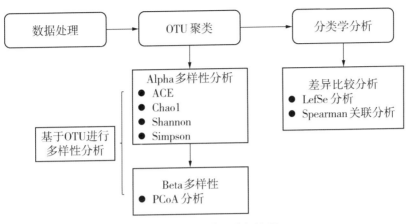

图 4 - 1　肠道菌群分析流程

1）数据处理

各样本数据截去 Barcode 与引物序列后，使用 FLASH 软件，通过 overlap 对每个样品的 reads 进行拼接，得到的拼接序列即为原始 Tags 数据（raw Tags）。使用 Trimmomatic 软件对拼接得到的 raw Tags 进行过滤，得到高质量的 Tags 数据（clean tags）。使用 UCHIME 软件，鉴定并去除嵌合体序列，得到最终有效数据（effective tags）。

2）OTU 聚类及物种注释

使用 QIIME 软件（Version 1.8.0）中的 UCLUST 对 Tags 在 97% 的相似度水平下进行聚类，按照 97% 序列相似性划分操作分类单元（operational taxonomic units，OTU）。然后，对 OTUs 代表序列在各个分类水平进行物种注释。最后，所有数据进行均一化处理，所得到的标准化数据用于后续的分析。

3）样品多样性评估

Alpha 多样性（alpha diversity）反映的是单个样品物种丰度及物种多样性，以 Chao1 和 ACE 指数衡量物种丰度，以香农（Shannon）和辛普森（Simpson）多样性指数评价物种多样性和均匀度。相同物种丰度的情况下，群落中各物种具有越大的均匀度，则认为群落具有越大的多样性，Shannon 指数值越大，Simpson 指数值越小，说明样品的物种多样性越高。

Beta 多样性（beta diversity）反映不同样品在物种多样性方面存在的相似程度。常用的分析方法有主成分分析法（principal component analysis，PCA）、主坐标分析法（principal coordinate analysis，PCoA）、非度量多维标定法（non - metric multielimensional calibration method，NMDS）等。本研究应用 PCoA 法。这是一种降维的排序方法，从多维数据中提取出最主要的元素和结构，实现在二维图上展示样品间物种多样性差异。在坐标图上，距离越近的样品相似性越大；反之亦然。

4）差异比较分析

组间差异显著性分析主要用于发现不同组间具有统计学差异的生物标识（biomarker)。LefSe（linear discriminant analysis effect size）分析法是常见的分析方法。LDA（linear discriminant analysis）是一种有监督学习（supervised learning）能力的降维技术，能利用样本的分组信息，通过投影的方式、使得组内方差最小，组间方差最大，找到差异显著的（biomarker），并用 LDA score 评估其影响力。

（八）结果

1. 体重与进食量

如表 4-3 所示，给大鼠持续饮茶 4 周，柑普茶（Ganpu tea）组及普洱茶（Pu-erh tea）组大鼠体重显著低于正常对照组（$P < 0.01$），广陈皮组（GCP）大鼠体重则与正常对照组无显著差异；而 4 组大鼠的平均摄食量无显著性差异。表明饮用柑普茶不影响大鼠的正常饮食，但有减少体重增长率的作用，通过对比，推测此作用主要由普洱茶介导。

表 4-3 柑普茶、普洱茶、广陈皮对健康大鼠体重与进食量的影响

组　别	第 1 天体重/g	第 28 天体重/g	平均进食量/(g·d^{-1})
正常对照组	220 ± 9	400 ± 27	26.7 ± 3.7
柑普茶组	219 ± 11	362 ± 22**	25.4 ± 3.0
普洱茶组	220 ± 8	346 ± 26**	24.8 ± 2.4
广陈皮组	223 ± 10	394 ± 25	26.6 ± 3.8

注：$n = 10$。与正常对照组相比，* $P < 0.05$，** $P < 0.01$。

2. 血脂代谢

如图 4-2 所示，给大鼠持续饮茶 4 周，柑普茶、普洱茶及广陈皮组大鼠的血脂均未有显著性差异，由此可见，柑普茶、普洱茶及广陈皮不影响正常饮食大鼠 TC、TG、HDL-C、LDL-C 水平。有研究显示，普洱茶在 4 周内对正常饮食大鼠的血脂水平亦不会造成显著影响[108]，但会调节高脂饮食对大鼠血脂造成的异常[109]。大鼠正常饮食情况下，长期饮用普洱茶达 13 周[110]、30 周[111]，大鼠的 TC、TG、LDL-C 水平较正常对照组降低，HDL-C 水平较正常对照组升高，且大鼠的内脏脂肪显著减少[110]。其机理涉及提高腺苷酸活化蛋白激酶（adenylate activating protein kinase，AMPK）磷酸化水平，显著下调脂肪酸合成酶（fatty acid synthetase，FAS）、固醇调节元件结合蛋白 1c（sterol-regulatory element binding protein-1c，SREBP-1c）和羟甲基戊二酰辅酶 A 还原酶（hydroxymethylglutaryl coenzyme A reductase，HMGCR）的 mRNA 表达水平[112]。结合本实验的结果，柑普茶、普洱茶均不影响大鼠的正常饮食，但会减少体重增长率达到预防肥胖的功效，可能与普洱茶减少机体内脂肪的形成有关。

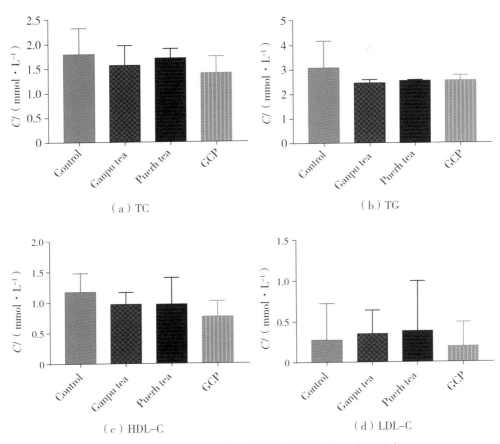

图4-2　柑普茶、普洱茶、广陈皮对大鼠血脂代谢的影响

注：$n=10$。与正常对照组相比，$*P<0.05$，$**P<0.01$。

3. 氧化应激

如图4-3所示，柑普茶、广陈皮均能提高大鼠血清中SOD活性；柑普茶、普洱茶、广陈皮均能提高大鼠血清中GSH-PX活性。4组大鼠血清中MDA的量无显著性差异。SOD与GSH-PX是机体内清除自由基的重要抗氧化酶，对机体的氧化与抗氧化平衡起重要作用[113]。本实验表明，柑普茶、广陈皮均具有提高机体抗氧化活性的功效，保护机体免受氧化损伤，其效果比普洱茶更佳。

4. 肠道菌群

1）序列分析

采用Illumina Hi Seq测序平台进行16S rRNA基因测序，经过拼接、过滤，最终从4组样本测序共获得2542728条Clean tags，平均产生66914条Clean tags。使用

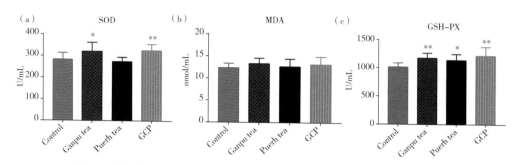

（a）血清超氧化物歧化酶（SOD）活性；（b）血清丙二醛（MDA）含量；
（c）血清谷胱甘肽过氧化物酶（GSH - PX）活性。

图4-3 柑普茶、普洱茶、广陈皮对大鼠抗氧化功能的影响

注：$n = 10$。与正常对照组相比，$*$ $P < 0.05$，$**$ $P < 0.01$。

QIIME 软件（Version 1.8.0）中的 UCLUST 对 Tags 在 97% 的相似度水平下进行聚类，按照 97% 序列相似性划分 OTU，共产生 815 OTUs。

　　基于 OTU 进一步构建用于比较不同样本中物种丰富度的样品稀释性曲线图（rarefaction curve）和能体现样本中微生物多样性指数的香农指数图（Shannon curve）。稀释性曲线即从样本中随机抽取一定数量的序列，统计这些序列所代表的物种数目，并以序列数与物种数来构建曲线，用于验证测序数据量是否足以反映样品中的物种多样性，并间接反映样品中物种的丰富程度。依据各样品的测序量在不同测序深度时的香农指数绘制指数图，能反映各样本在不同测序数量时的微生物多样性。图4-4是4组样品的稀释性曲线和香农曲线。结果表明：测序数据量的增加促使样品 OTU 数量增大，其稀释性曲线图呈上升趋势；但增加的幅度越来越少，表示此环境中的物种并不会随测序数量的增加而显著增多。随着测序深度增加，香农指数曲线趋向平坦，说明测序数据量足够大，已经可以科学充分地描绘大鼠肠道菌群的分布情况。

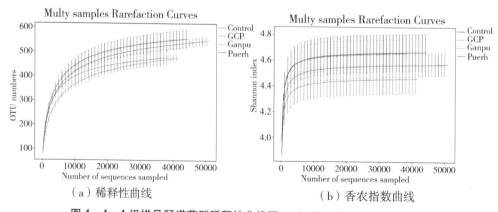

（a）稀释性曲线　　　　　　　　（b）香农指数曲线

图4-4 4组样品肠道菌群稀释性曲线图（a）及香农指数曲线图（b）

2）大鼠肠道的整体群落结构

在门的生物学分类水平上，本实验大鼠肠道菌群含有 14 个门：厚壁菌门（Firmicutes）、拟杆菌门（Bacteroidetes）、变形菌门（Proteobacteria）、放线菌门（Actinobacteria）、蓝藻细菌门（Cyanobacteria）、软壁菌门（Tenericutes）、迷踪菌门（Elusimicrobia）、Saccharibacteria、酸杆菌门（Acidobacteria）、脱铁杆菌门（Deferribacteres）、梭杆菌门（Fusobacteria）、螺旋菌门（Spirochaetae）、疣微菌门（Verrucomicrobia）、绿弯菌门（Chloroflexi），以及少量未被鉴定出分类地位的细菌（见图 4 – 5）。其中，厚壁菌门（Firmicutes）、拟杆菌门（Bacteroidetes）、变形菌门（Proteobacteria）、放线菌门（Actinobacteria）丰度比例最高。在属的生物学分类水平上，拟杆菌目 S24 – 7 组（uncultured Bacteroidales family S24 – 7 group）、拟杆菌属（*Bacteroides*）、*Allobaculum* 属、脱硫弧菌属（*Desulfovibrio*）、拟普雷沃菌属（*Alloprevotella*）为丰度最高的属（图 4 – 6）。

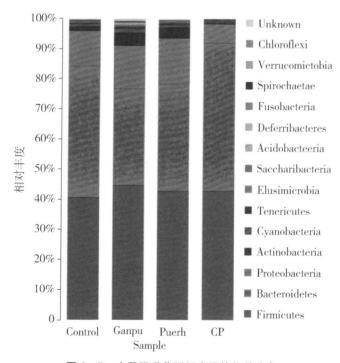

图 4 – 5 大鼠肠道菌群门水平的物种分布

3）各组大鼠肠道菌群 Alpha 多样性分析

本实验计算了样品肠道菌群的 ACE、Chao1、Shannon 和 Simpson 指数（表 4 – 4）。结果显示，持续 4 周饮用柑普茶、普洱茶或广陈皮提取物对肠道菌群整体丰度及多样性没有显著影响。

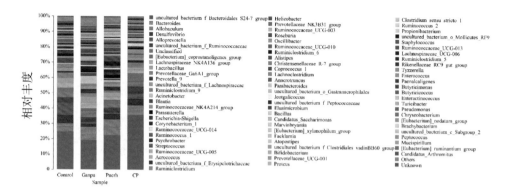

图4-6　大鼠肠道菌群属水平的物种分布

表4-4　各组大鼠肠道菌群 Alpha 多样性指数（$\bar{x} \pm s$）

组　　别	菌群丰富度		菌群多样性	
	ACE	Chao1	Shannon	Simpson
正常对照组	516. 47 ± 24. 71	524. 54 ± 26. 40	4. 51 ± 0. 23	0. 03 ± 0. 01
柑普茶组	514. 95 ± 80. 92	527. 64 ± 77. 92	4. 65 ± 0. 28	0. 03 ± 0. 02
普洱茶组	525. 47 ± 67. 48	534. 68 ± 63. 83	4. 49 ± 0. 34	0. 04 ± 0. 02
广陈皮组	527. 53 ± 28. 99	535. 47 ± 33. 08	4. 47 ± 0. 35	0. 03 ± 0. 02

4）各组大鼠肠道菌群 Beta 多样性分析

采用主坐标分析法（principal coordinates analysis，PCoA）研究饮用广陈皮、柑普茶对大鼠肠道菌群组成的差异。基于 OTUs、应用 gower 算法进行分析，结果见图4-7，4组样品的点相互重叠，没有明显界限，表明4组样品组间的菌群差异较小。

5）LEfSe 分析

为进一步分析长期饮用柑普茶的大鼠肠道菌群，用 LEfSe（linear discriminant analysis effect size）分析法分别对饮用普洱茶、广陈皮提取物及柑普茶与正常对照组大鼠的肠道菌群相对丰度进行比较分析，以找出丰度有显著性差异的相关菌群。其中，显著差异的 Logarithmic LDA Score 设为3。经过比较，能得到进化分支图和 LDA 值分布柱状图。进化分支图由内至外辐射的圆圈代表了由门至属的分类级别。在不同分类级别上的每一个小圆圈代表该水平下的一个分类，小圆圈直径大小与相对丰度大小成正比；无显著差异的物种统一着色为黄色，其他差异物种按该物种所在丰度最高的分组进行着色。LDA 值分布柱状图展示了 Logarithmic LDA Score 大于设定值的物种，柱状图的长度代表差异物种的影响大小。

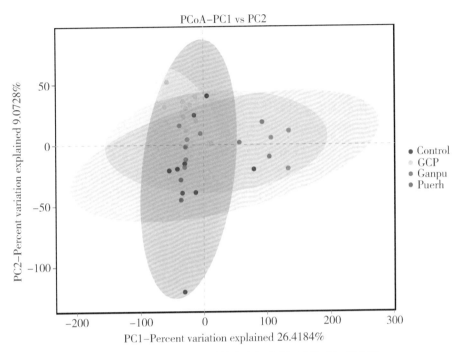

图 4－7　基于 OTUs 绘制的主坐标分析（PCoA）得分图

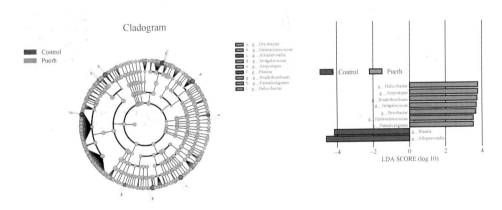

图 4－8　大鼠肠道菌群结构 LEfSe 分析（正常对照组 VS 普洱茶组）

如图 4-8 所示，经过 LEfSe 分析，发现有 7 种菌属的相对丰度在普洱茶组大鼠微生物菌群中显著增加，包括变形菌门的 *Helicobacter*（螺旋杆菌）、*Brachybacterium*（短状杆菌属）、*Paenalcaligenes*，厚壁菌门的 *Atopostipes*、*Jeotgalicoccus*，放线菌门的 *Enteractinococcus* 以及酸杆菌门的 *Bryobacter*。其中，*Brachybacterium* 是普洱茶发酵中常见的微生物[114]，是一种能分解利用纤维素的菌属[115]。*Paenalcaligenes* 属归类于变形菌门的产碱菌科（Alcaligenaceae），有报道可从人的血液中分离得到，但对其在人体及动物体内所发挥的作用的研究较少[116]。*Atopostipes* 归类于乳酸杆菌目肉杆菌科，乳酸杆菌属于肠道内的固有菌群，对宿主免疫有调节作用，可预防一些疾病的发生，如预防和缓解过敏[117]。*Enteractinococcus* 归类于放线菌门微球菌科（Micrococcaceae）[118]，放线菌门细菌的抗肿瘤活性、抗菌活性、酶活性比较高，推测其在宿主代谢和免疫活动中可能起着重要作用。*Jeotgalicoccus* 是嗜盐细菌，在发酵食品如豆豉、海鲜酱等的发酵过程中分离到该菌种[119]。*Bryobacter* 菌属属于酸杆菌门，目前发现其在土壤中发挥维持生态平衡的作用，关于其在人体及动物体内所发挥的作用的研究较少[120]。一些条件性致病菌的丰度在普洱茶组中出现增加的现象，如 *Helicobacter* 属的幽门螺杆菌（*Helicobacter pylori*）是慢性胃炎的致病菌；但也有报道 *Helicobacter* 属的 *Helicobater bilis* 能够缓解胃炎反应。因为本实验发现的 *Helicobacter* 属是未培养的，所以无法确定这个种属的改变对大鼠微生态的影响是有益的还是有害的。

另外，与正常对照组相比，有 2 种菌属的相对丰度在普洱茶组大鼠微生物菌群中显著下降，包括厚壁菌门的 *Blautia*（布劳特氏菌属）、拟杆菌门的 *Alloprevotella*（拟普雷沃菌属）。然而，这两种菌属都是能在肠道内发酵产生短链脂肪酸的益生菌。

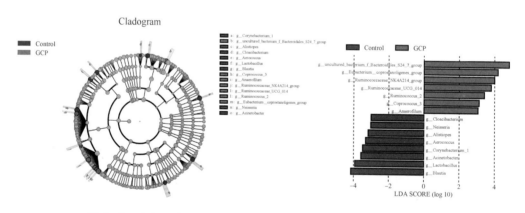

图 4 - 9　大鼠肠道菌群结构 LEfSe 分析（正常对照组 VS 广陈皮组）

如图 4 - 9 所示，经过 LEfSe 分析，发现有 7 种菌属的相对丰度在广陈皮组大鼠微生物菌群中显著增加，包括拟杆菌门的 *uncultured Bacteroidales family S24 - 7 group*（拟杆菌目 S24 - 7 组）、厚壁菌门的 *Eubacterium coprostanoligenes group*（产粪甾醇真细菌）、*Ruminococcaceae NK4A214 group*（瘤胃菌科 NK4A214 组）、*Ruminococcaceae UCG* 014（瘤胃菌科 UCG014）、*Ruminococcus* 2（瘤胃球菌属）、*Anaerofilum*（细杆菌属）、*Coprococcus* 3（粪球菌属）。*uncultured Bacteroidales family S24 - 7 group*（拟杆菌目 S24 - 7 组）常驻于恒温动物的胃肠道中且是肠道中的优势菌种，由于不能培养，尚不清楚该组菌属的丰度变化对机体的影响[121]。*Eubacterium coprostanoli-*

genes group（产粪甾醇真细菌）能将胆固醇分解为不能被吸收的粪甾醇，随着粪便排出体外，降低机体对胆固醇的吸收[122]。*Ruminococcaceae*（瘤胃菌科）和 *Coprococcus 3*（粪球菌）广泛存在于胃肠道内，能够降解多糖和纤维，产生短链脂肪酸，有助于保护肠道屏障，抵抗致病菌的定植[123]。有研究表明，瘤胃菌科的丰度与血管硬度呈负相关，提示该科属的增加可能有助于预防血管老化。[124]

　　与正常对照组相比，有 8 种菌属相对丰度在广陈皮组大鼠微生物菌群中显著下降，包括厚壁菌门的 *Blautia*（布劳特氏菌属）、*Lactobacillus*（乳酸菌属）、*Aerococcus*（气球菌属），拟杆菌门的 *Cloacibacterium*、*Alistipes*，放线菌门的 *Corynebacterium*_1（棒状杆菌属），变形菌门的 *Acinetobacter*（不动杆菌属）、*Neisseria*（奈瑟氏菌属）。这其中有益生菌 *Blautia*（布劳特氏菌属）、*Lactobacillus*（乳酸菌属），也有条件致病菌 *Aerococcus*（气球菌属）、*Cloacibacterium*、*Alistipes*、*Acinetobacter*（不动杆菌属）。

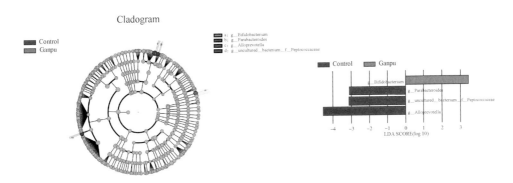

图 4 - 10　大鼠肠道菌群结构 LEfSe 分析（正常对照组 VS 柑普茶组）

　　如图 4 - 10 所示，经过 LEfSe 分析，*Bifidobacterium*（双歧杆菌属）的相对丰度在柑普茶组大鼠微生物菌群中显著增加。*Bifidobacterium*（双歧杆菌属）是公认的益生菌，对机体健康具有生物屏障、营养作用、抗肿瘤作用、免疫增强作用等多种重要的生理功能[125]。

　　与正常对照组相比，*Parabacteroides*（副杆状菌属）的相对丰度在柑普茶中显著减少，该菌属归属于紫单胞菌科（Porphyromonadaceae），研究发现，肠道菌群失调及肠黏膜屏障损伤的动物模型中该菌属的丰度均增加，提示该菌属的增加可能会引起腹腔内的感染[126 - 128]，表明长期饮用柑普茶能对肠道菌群结构产生有益的调整。

第三节　广陈皮、新会柑普茶对脾虚模型大鼠的影响

脾虚是中医临床常见病症，临床以食欲不振、腹胀腹痛、便溏、疲乏为主要表现。现代研究表明，脾虚证涉及现代医学的多个系统，在病理的发生过程中，可导致消化吸收系统病理学改变、神经系统调节功能紊乱、内分泌功能失调、免疫功能低下，以及肠道菌群紊乱等方面的诸多异常[129]。

针对脾虚的病因，目前脾虚证有苦寒泻下、饮食不节、劳倦过度、外湿困脾、利血平法等代表性的造模方法[130]。其中，利血平法因具有稳定性、重复性好，症状明显等优点，被广泛应用于脾虚证的实验研究。利血平原是一种用于治疗高血压及精神病的吲哚类生物碱药物，因副作用较多，已退出一线用药。其作用机制为耗竭机体内的单胺类神经递质（包括去甲肾上腺素、5－羟色胺），降低脑内和外周神经中单胺类神经递质的含量，使得交感神经功能偏低、副交感神经功能相对亢进，从而表现出与临床脾虚证相似的症状，如腹泻、食欲不振、体重减轻、倦怠乏力等，而理化指标则表现为体温下降、唾液淀粉酶活性下降、胃黏膜损伤、消化道推进速度增快、尿木糖排泄率降低等[131]。

补中益气丸为治疗脾虚证的经典名方，主要由黄芪、党参、白术、甘草、升麻、柴胡、当归、陈皮等药味组成，全方功在补中益气、升阳举陷[132]。因其疗效显著，一直被广泛应用于临床。现代研究证实，除了对胃肠道消化系统具有调节功能外，补中益气丸还具有提高机体免疫力、调节物质代谢、抗肿瘤等作用[133]。

陈皮具有理气健脾、改善脾虚动物胃肠道功能的功效[69]。然而，广陈皮与普洱茶结合后对脾虚大鼠胃肠道功能的影响未有研究。本节实验基于小肠吸收功能、消化酶、胃肠激素、免疫指标、氧化应激及肠道菌群几个维度，探究广陈皮及新会柑普茶对脾虚模型大鼠的干预作用。这些研究将为广陈皮及新会柑普茶保健作用的解释提供参考。

【实验材料】

1. 试剂

D－木糖（批号：L1728027，上海阿拉丁生化科技股份有限公司）；D－木糖试剂盒（批号：20180309）、淀粉酶试剂盒（批号：20180305）、白介素－6（IL－6）检测试剂盒（批号：20180723）购自南京建成生物工程研究所；胃动素（MOT）检测

试剂盒（批号：L180306171）、胃泌素（GAS）检测试剂盒（批号：L180306179）、胆囊收缩素八肽（CCK8）检测试剂盒（批号：L180306178）、肿瘤坏死因子 α（TNF - α）检测试剂盒（批号：L180326019）购自武汉云克隆科技股份有限公司。其他试剂同第四章第一节。

2. 实验动物

雄性 SD 大鼠 60 只，SPF 级，体重 200～250 g，购自广东省医学实验动物中心 [许可证号：SCXK（粤）2013 -0002]。

3. 供试品

新会柑普茶及制备该批次柑普茶的原料普洱茶、广陈皮由江门市新会区和乐茶艺有限公司提供（批号：201712），利血平注射液（批号：17030101，广东邦民制药有限公司），补中益气丸（批号：170904，仲景宛西制药股份有限公司）。

【实验部分】

（一）受试物的提取

柑普茶、普洱茶、广陈皮的提取详见第四章第三节 "1. 受试物的提取"。

补中益气丸：称取 7.5 g（约 43 丸）补中益气丸，碾碎，用 50 mL 热水搅拌溶解为混悬液。

（二）动物分组

60 组大鼠随机分为 6 组，每组 10 只：正常对照组、脾虚模型组、补中益气丸（BZYQ）组、柑普茶组、普洱茶组、广陈皮组。脾虚模型组、补中益气丸组、柑普茶组、普洱茶组、广陈皮组皮下注射利血平注射液 [0.5 mg/（kg·d）]，持续 14 天；正常对照组皮下注射等体积生理盐水。造模后，各组大鼠灌胃给药 14 天，给药剂量如下：①正常对照组：灌胃饮用水（0.5 mL/100 g 体重，一天两次）。②脾虚模型组：灌胃饮用水（0.5 mL/100 g 体重，一天两次）。③补中益气丸组：灌胃补中益气丸（4 丸/kg 体重，一天两次）。④柑普茶组：灌胃柑普茶（1.5 g/kg 体重，一天两次）。⑤普洱茶组：灌胃普洱茶（1.2 g/kg 体重，一天两次）。⑥广陈皮组：灌胃广陈皮提取物（0.3g/kg 体重，一天两次）。实验期间观察大鼠体征状态，并记录大鼠的体重与进食量。大鼠柑普茶 3 g/（kg·d）的给药剂量相当于成人 33 g/（70 kg·d）。

补中益气丸为治疗脾虚的阳性药[134]，大鼠补中益气丸 8 丸/（kg·d）（8 丸相当于 3 g 生药）相当于临床 4 倍剂量。

（三）样本采集

末次灌胃给药后（第 28 天傍晚）禁食 12 h，次日，每只大鼠眼眶取血约 1 mL 于 1.5 mL 离心管中，取血后每只灌胃 10% D－木糖 5 毫升，记录时间，1 h 后腹腔注射 10% 水合氯醛（0.3 mL/100 g 体重）麻醉大鼠，纵剖结肠，收集结肠内粪便于 1.5 mL 冻存管中，立即放入液氮中，随后转移至 -80 ℃ 保存，用于大鼠肠道微生物研究。采用腹主动脉取血方法，收集血样。将收集的血样在室温下使其自然凝固后析出血清，再在 5000 r/min 离心机上离心 20 min，用移液器吸出上层血清置于离心管中，于 -80 ℃ 保存，待测。

（四）指标检测

（1）血清 D－木糖含量：采用间苯三酚法，按试剂盒说明书操作进行。

（2）血清淀粉酶活性（amylase，AMS）：采用碘－淀粉比色法，按试剂盒说明书操作进行。

（3）血清胃动素（motilin，MOT）、胃泌素（gastrin，GAS）、胆囊收缩素八肽（cholecystokinin－8，CCK－8）、白介素－6（IL－6）含量测定：采用竞争抑制酶联免疫法，按试剂盒说明书操作进行。

（4）TNF－α：采用双抗体夹心酶联免疫吸附法，按试剂盒说明书操作进行。

（5）血清 SOD 活性、MDA 含量：按试剂盒说明书操作进行。

（五）粪便 DNA 的提取与检测

同"第四章第三节粪便 DNA 的提取与检测"。

（六）结果

1. 体征与体重

大鼠皮下注射利血平注射液 3 天后明显出现厌食、便溏、毛发蓬松无光泽、眯眼、拱背、挤堆等症状，且体重减轻。随着实验的进行，症状不断加重，上述行为特征与脾虚证的症状表现吻合。停止造模后，模型组及给药组的上述症状均有缓解。图 4－11 为实验期间 6 组大鼠体重及进食量的变化，造模期间，大鼠体重极显著低于正常对照组（$P < 0.001$），终止利血平干扰后在一定程度上自然恢复进食量。给药两周后，补中益气丸组大鼠体重恢复较好，与模型组具有显著性差异（$P < 0.05$）；广陈皮组、柑普茶组、普洱茶组体重与模型组差异不显著（$P > 0.05$），但从趋势上看，广陈皮组体重较高。说明在调节脾虚动物体征表现上，阳性对照药补中益气丸效果比较明显，能促进大鼠体重的恢复；其次为广陈皮组。

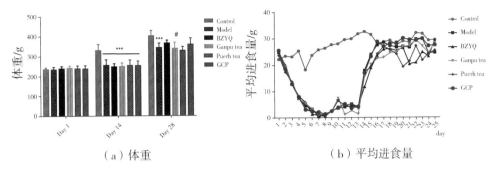

（a）体重　　　　　　　　　　　　　（b）平均进食量

图 4 - 11　柑普茶、普洱茶、广陈皮对大鼠体重及平均进食量的影响

注：$n = 10$。与正常对照组相比，$^{***} P < 0.001$；与模型组相比，$^{\#} P < 0.05$。

2. 小肠吸收率

本实验通过血清中 D - 木糖含量来反映空肠的吸收功能状态。D - 木糖是一种五碳糖，通常在血液中不存在，主要在小肠上段吸收，吸收时需消耗能量，与细胞膜表面的 $Na^+ - K^+ - ATP$ 酶有关[135]。研究表明，脾虚时，$Na^+ - K^+ - ATP$ 酶活力降低导致机体对营养物质吸收障碍[136]，从而导致对 D - 木糖的吸收减少。因此，有研究将血清或尿液中的 D - 木糖含量作为诊断脾虚的指标之一。如图 4 - 12 所示，模型组大鼠血清 D - 木糖含量与正常对照组存在显著差异（$P < 0.01$）；补中益气丸组和广陈皮组与正常对照组比较无显著性差异（$P > 0.05$），而与模型组相比存在显著性差异（$P < 0.01$）；柑普茶组及普洱茶组与模型组相比无显著性差异（$P >$

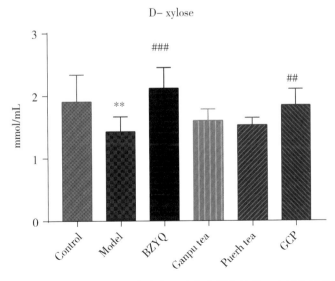

图 4 - 12　柑普茶、普洱茶、广陈皮对脾虚大鼠血清 D - 木糖含量的影响

注：$n = 10$。与正常对照组相比，$^{**} P < 0.01$；与模型组相比，$^{\#\#} P < 0.01$，$^{\#\#\#} P < 0.001$。

0.05）。表明利血平引起大鼠小肠吸收水平显著下降，呈现吸收功能障碍的脾虚状态。补中益气丸和广陈皮均能促进小肠吸收，改善脾虚的状态，而柑普茶与普洱茶的作用不明显。

3. 消化酶

淀粉酶（AMS）由唾液腺和胰腺腺泡细胞分泌，对食物中多糖化合物的消化起重要作用。研究发现，脾虚动物血清淀粉酶活性下降[137]，且脾虚大鼠及患者的唾液淀粉酶在酸刺激后活性比值降低[138]，有研究者将唾液淀粉酶的变化作为脾虚证的指标之一[131]。如图 4-13 所示，模型组大鼠血清 AMS 活性较正常对照组显著下降（$P < 0.01$），而各给药组大鼠的血清 AMS 活性较模型组显著升高（$P < 0.01$），说明补中益气丸、广陈皮、柑普茶、普洱茶均能通过提高淀粉酶活性而改善脾虚大鼠的消化功能。

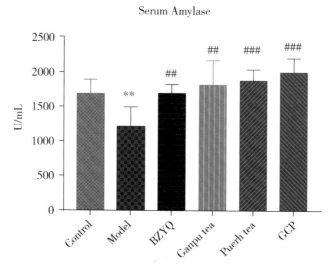

图 4-13　柑普茶、普洱茶、广陈皮对脾虚大鼠血清淀粉酶活性的影响

注：$n = 10$。与正常对照组相比，＊＊$P < 0.01$；与模型组相比，## $P < 0.01$，### $P < 0.001$。

4. 胃肠激素

胃肠激素是由胃肠道管壁上散在的内分泌细胞和胰腺的胰岛细胞分泌的高效能生物活性物质，其主要功能是与神经系统一起，共同调节消化器官的运动、分泌和吸收[139]。研究发现，许多胃肠道疾病患者的胃肠动力变化相应的胃肠激素水平与正常人存在着差异[69]。本实验以大鼠血清胃泌素、胃动素、胆囊收缩素八肽作为评价指标。GAS 主要由胃窦及小肠上皮黏膜 G 细胞分泌，其生理功能主要为促进胃蛋白酶、胃酸分泌，营养胃黏膜，促进胃肠道平滑肌收缩等；MOT 是肠道合成的一种肽，具有促进胃肠运动，提高胃肠道、胆道等的收缩力和张力的作用；CCK-8是一种在胃肠道和脑组织广泛分布的肽类激素，有明显的致厌食作用，在摄食的生理调控上起着重要作用。

如图4-14所示，模型组大鼠血清中GAS含量较对照组极显著减少（$P<0.001$），MOT、CCK-8含量极显著增加（$P<0.01$）。模型组大鼠较对照组血清中GAS含量降低，说明大鼠消化功能下降；MOT含量升高表明食物在大鼠胃肠道没有充分消化吸收情况下被排出，营养物质的吸收减少；CCK-8含量增加表明模型组大鼠摄食量降低。该表现符合临床由胃肠激素水平紊乱引起消化功能障碍的脾虚症状。补中益气丸及广陈皮均能显著升高大鼠血清中GAS的浓度，并显著降低MOT、CCK-8的浓度，3项指标与正常对照组差异不显著（$P>0.05$）。普洱茶组大鼠较模型组血清中GAS的浓度显著增加（$P<0.001$），但MOT、CCK-8的浓度无明显变化（$P>0.05$）；柑普茶对大鼠血清中GAS、MOT均有显著调节作用（$P<0.01$），但对大鼠血清中CCK-8浓度无明显调节作用（$P>0.05$）。说明补中益气丸、广陈皮均能通过调节胃肠激素的水平改善脾虚状态下的胃肠功能；相比之下，柑普茶对胃肠激素紊乱的调节作用不及补中益气丸与广陈皮，但较普洱茶佳。

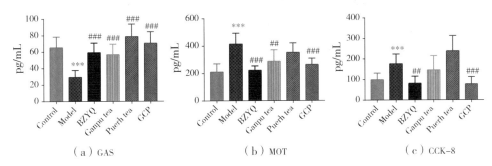

（a）GAS　　　　　　（b）MOT　　　　　　（c）CCK-8

图4-14　柑普茶、普洱茶、广陈皮对脾虚大鼠血清中胃肠激素的影响

注：$n=10$。与正常对照组相比，＊＊＊$P<0.001$；与模型组相比，##$P<0.01$，###$P<0.001$。

5. 免疫指标

现代医学表明，脾虚证不仅表现在消化功能改变，其免疫功能也多受到影响。免疫器官、免疫细胞、免疫分子间存在相互协同、相互制约的网络机制，维持机体正常的免疫功能，一旦平衡被打破，将引起机体的病理反应，导致疾病产生[140]。脾虚证在免疫学研究中主要表现为T细胞亚群比例失衡、细胞因子表达异常、巨噬细胞功能受抑制等[141-142]。文献中多以Th1/Th2细胞因子的表达评价脾虚证的免疫功能[143]；其中，Th1细胞因子包括IFN-γ、TNF-α、IL-1、IL-2，Th2细胞因子包括IL-4、IL-5、IL-6、IL-10[144]。本研究以TNF-α和IL-6为代表，研究脾虚大鼠细胞因子的变化及受试药对其的调整作用，结果如图4-15所示。模型组大鼠血清中TNF-α含量较正常对照组显著降低（$P<0.001$），IL-6含量较正常

对照组显著增加（$P < 0.001$），存在 Th1/Th2 细胞因子网络失衡状态，机体的防御作用减弱，抗感染、抗肿瘤作用降低；补中益气丸组、广陈皮组中，TNF－α 含量较模型组显著增加（$P < 0.001$），IL－6 含量较模型组显著减少（$P < 0.001$），且与正常对照组差异不显著（$P > 0.05$）；柑普茶对 TNF－α 和 IL－6 亦有显著的调节作用（$P < 0.01$），普洱茶仅对 TNF－α 有调节作用，对 IL－6 作用不明显。说明补中益气丸、广陈皮、柑普茶均能通过调节细胞因子的水平，达到增强免疫功能的作用；广陈皮、柑普茶、普洱茶这三者中，广陈皮效果最好，与阳性药补中益气丸相当。

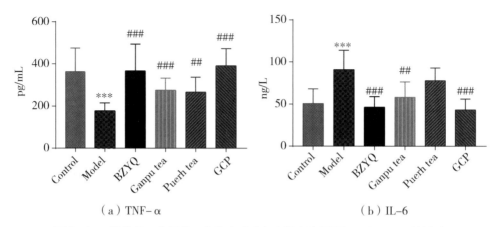

（a）TNF-α　　　　　　　　　　　　（b）IL-6

图 4－15　柑普茶、普洱茶、广陈皮对脾虚大鼠血清 TNF－α 和 IL－6 的影响

注：$n = 10$。与正常对照组相比，＊＊＊ $P < 0.001$；与模型组相比，## $P < 0.01$，###$P < 0.001$。

6. 氧化应激

在正常情况下，机体的抗氧化酶系统能够有效地清除体内新陈代谢产生的自由基，保持正常的氧化平衡。然而，研究证实，脾虚动物体内存在自由基代谢紊乱的状况。[129] 如图 4－16 所示，模型组大鼠血清 SOD 活力显著下降（$P < 0.05$），MDA 含量显著增加（$P < 0.01$），表明其抗氧化酶活性降低和脂质过氧化损伤，致使机体氧化和抗氧化失衡。而补中益气丸、广陈皮能显著升高 SOD 活力并显著下调 MDA 含量（$P < 0.05$）；柑普茶显著升高 SOD 活力（$P < 0.05$），对 MDA 调节不显著；普洱茶在这方面作用不明显。

7. 肠道菌群

1）序列分析

采用 Illumina Hi Seq 测序平台进行 16S rRNA 基因测序，经过拼接、过滤，最终从 6 组样本测序共获得 3811424 条 Clean tags，平均产生 65714 条 Clean tags。使用 QIIME 软件（Version 1.8.0）中的 UCLUST 对 tags 在 97% 的相似度水平下进行聚

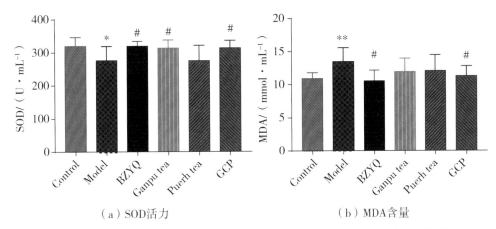

（a）SOD活力　　　　　　　　　　（b）MDA含量

图4-16　柑普茶、普洱茶、广陈皮对脾虚大鼠血清 SOD 活力和 MDA 含量的影响

注：$n=10$。与正常对照组相比，$*\ P<0.05$，$*\ *\ P<0.01$；与模型组相比，$\#\ P<0.05$。

类，按照97%序列相似性划分 OTU，共产生640 OTUs。

图4-17是6组样品的稀释性曲线和香农曲线。结果表明，随着测序数据量的增加，各组样品的稀释性曲线与香浓曲线皆趋于平坦，表示本次测序量已达到饱和，已经可以科学充分地描绘大鼠肠道菌群的分布情况。

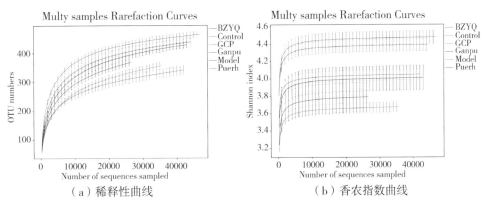

（a）稀释性曲线　　　　　　　　　（b）香农指数曲线

图4-17　6 组样品肠道菌群稀释性曲线及香农指数曲线

2）各组大鼠肠道菌群 Alpha 多样性分析

本实验计算了样品肠道菌群的 ACE、Chao1、Shannon 和 Simpson 指数（表4-5），结果显示，脾虚模型组大鼠肠道菌群的 ACE、Chao、Shannon 指数均极显著降低（$P<0.01$），表明其菌群丰富度及多样性都显著降低。经过补中益气丸治疗，与模型组相比，其肠道菌群 ACE、Chao1、Shannon 指数显著升高（$P<0.01$）；饮用柑普茶、普洱茶或广陈皮提取物，其 ACE、Chao1 显著升高，但效果不及补中益气丸，而且综合来说，柑普茶效果优于普洱茶及广陈皮。

表 4 −5　各组大鼠肠道菌群 Alpha 多样性指数

组　别	菌群丰富度		菌群多样性	
	ACE	Chao1	Shannon	Simpson
正常对照组	516. 47 ± 24. 71	524. 54 ± 26. 4	4. 51 ± 0. 23	0. 03 ± 0. 01
模型组	396. 41 ± 38. 51**	407. 74 ± 39. 15**	4. 06 ± 0. 17**	0. 04 ± 0. 01
补中益气丸组	531. 90 ± 40. 28##	543. 35 ± 43. 39##	4. 47 ± 0. 15##	0. 03 ± 0. 01
柑普茶组	481. 92 ± 22. 38##	493. 69 ± 32. 00##	4. 02 ± 0. 44	0. 06 ± 0. 04
普洱茶组	453. 72 ± 26. 14##	453. 82 ± 24. 98#	3. 81 ± 0. 48	0. 09 ± 0. 07
广陈皮组	459. 20 ± 37. 60##	460. 2 ± 34. 76##	3. 68 ± 0. 18	0. 07 ± 0. 01

注: $n = 10$。与正常对照组相比，$*P < 0.05$，$**P < 0.01$；与模型组相比，$\#P < 0.05$，$\#\#P < 0.01$。

3）各组大鼠肠道菌群 Beta 多样性分析

采用主坐标分析法（principal coordinates analysis，PCoA）研究正常对照组、模型组和给药组大鼠的肠道菌群组成差异。应用 gower 算法，正常对照组与模型组间的分析结果见图 4 − 18，正常对照组与模型组在图上能够完全分开，表明脾虚大鼠肠道菌群已经发生明显的改变。图 4 − 19 为 6 组数据的分析结果，由图可见，补中益气丸组、柑普茶组、普洱茶组及广陈皮组更多地与正常对照组重叠，相比于模型

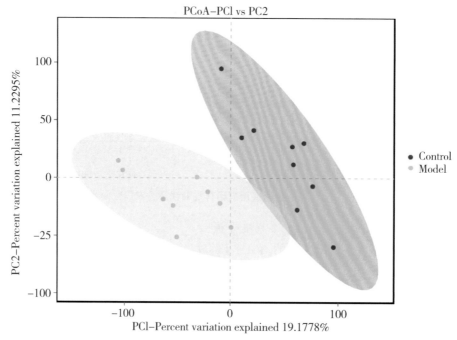

图 4 − 18　主坐标分析（PCoA）得分图（正常对照组与模型组）

组，与正常对照组有更近的距离。说明给药和给茶干预对大鼠肠道菌群结构都有一定的影响，干预后菌群结构趋于正常组，与模型组出现差异，提示药物或茶能够通过影响菌群结构对宿主健康产生影响。

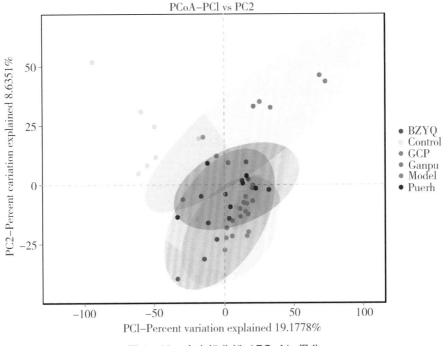

PCoA–PCl vs PC2

图 4 –19 主坐标分析（PCoA）得分

4）Spearman 相关性分析

将属水平的平均丰度排名在前 60 的菌群与脾虚动物实验中各项指标应用 SPSS 软件进行 Spearman 相关分析，通过计算相关系数评估肠道菌群与脾虚药效指标之间的相关性，得到的结果利用 R 语言 pheatmap 包绘制热图（图 4 – 20），颜色深浅表示数据值的大小。

结果显示，一方面，*Bifidobacterium*，*Lactobacillus*，*Prevotellaceae_Ga6A1_group*，*Allobaculum*，*Psychrobacter*，［*Eubacterium*］_coprostanoligenes_group，*Parasutterella*，*uncultured bacterium f Erysipelotrichaceae* 这 8 个菌属基本与血清淀粉酶（serum amylase，AMS）、血清 D – 木糖（D – xylose）、GAS 呈现正相关，而与 MOT、CCK – 8 呈现负相关，并与免疫指标的调节相关。其中，*Bifidobacterium*（双歧杆菌属）、*Lactobacillus*（乳杆菌属）是目前应用最广泛的两种益生菌[125]。研究表明，*Bifidobacterium* 可用于增强机体的免疫力，还在胃肠道健康中发挥着重要作用。*Lactobacillus* 具有促进胃肠蠕动、预防肠道感染、缓解乳糖不耐症、刺激免疫系统增强应答、减少炎症和过敏反应、抵抗抑郁等功效。*Prevotellaceae_Ga6A1_group* 属于普雷沃氏菌科（Prevotellaceae），能代谢产生短链脂肪酸[145]。*Allobaculum* 属于丹毒丝菌科

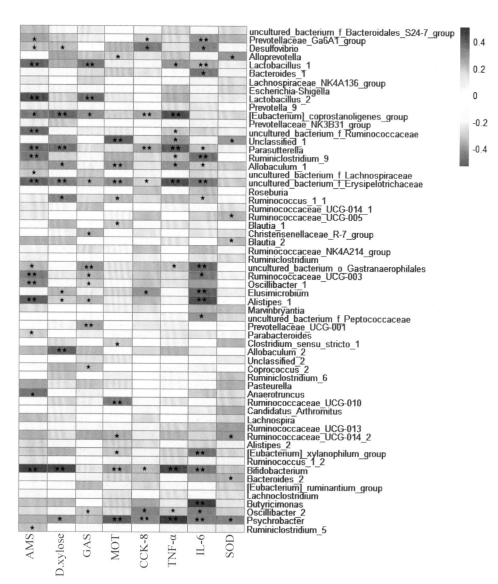

图 4 –20　肠道菌群（相对丰度排名前 60 的菌属）与脾虚相关指标的 Spearman 相关性热图

注：颜色范围从蓝色（负相关）到红色（正相关）；显著性标记为：★$P < 0.05$，★★$P < 0.01$。

（Erysipelotrichaceae），研究表明，该菌属易受宿主饮食影响，在高抗性淀粉饮食习惯的宿主中常见，能代谢产生丁酸，与改善老年人健康、调节代谢综合征相关[146-147]。[Eubacterium] _coprostanoligenes_group（产粪甾醇真细菌）能将胆固醇分解为不能被吸收的粪甾醇，随着粪便排出体外，降低机体对胆固醇的吸收[148]。Parasutterella 是属于产碱菌科（Alcaligenaceae）的菌属，研究发现该菌属在肠易激综合征的患者和小鼠中丰度较高，推测其能参与免疫反应，与慢性肠道炎症的发展有关[149]。Psychrobacter（嗜冷杆菌）能抑制多株病原菌的生长，是斜带石斑鱼（Epinehelus coioides）幼鱼肠道的优势菌[150]。除此之外，Alloprevotella（拟普雷沃菌属）与 SOD 活性呈正相关，该菌属属于普雷沃氏菌科（Prevotellaceae），其代谢物为乙酸、丁酸盐[151]，文献报道其丰度与多种疾病如肥胖、心脑血管病、代谢综合征等呈现负相关[152]。综合文献报道，这些菌属多数是能产生短链脂肪酸的益生菌。短链脂肪酸（short chain fatty acids，SCFAs）是一类含有 1～6 个碳原子的有机羧酸，是肠道内细菌发酵未消化的碳水化合物的产物，包括乙酸、丙酸、丁酸、乳酸、异丁酸、异戊酸和异己酸[153]。临床研究表明，短链脂肪酸对维持肠道稳态和功能至关重要，可缓解或治疗多种肠道疾病[154]。

另一方面，Desulfovibrio，uncultured_bacterium_f Ruminococcaceae，Oscillibacter，Ruminiclostridium_9，uncultured_bacterium_f_Lachnospiraceae，Alistipes，uncultured bacterium o Gastranaerophilales，Anaerotruncus，Ruminococcaceae UCG 003，Parabacteroides，Ruminiclostridium 5 与 AMS、D-xylose、GAS 呈现负相关，而与 MOT、CCK-8 呈现正相关，与免疫平衡负相关。其中，Desulfovibrio（脱硫弧菌属）为人体结肠硫酸盐还原菌中的优势菌，能还原硫酸盐产生 H_2S。由于内源性的 H_2S 会毒害肠道上皮细胞，临床研究表明，Desulfovibrio 与肠道疾病之间存在一定的联系[155]。有研究推测，Oscilibacter（颤杆菌克属）会影响结肠屏障功能，与饮食诱导的代谢紊乱相关[156]。Alistipes 是一种条件致病菌属，有文献报道其能参与结肠炎恶化和结肠癌的发生[157]。Parabacteroides（副杆状菌属）属于紫单胞菌科（Porphyromonadaceae），研究发现肠道菌群失调及肠黏膜屏障损伤的动物模型中该菌属丰度均增加，提示该菌属的增加可能会引起腹腔内的感染[126-128]。

在本实验中，推测益生菌的减少及致病菌的增加与脾虚的诸多异常症状相关，补中益气丸、广陈皮、柑普茶等对与脾虚指标显著相关的菌群有不同程度的调节作用，详见图 4-21、图 4-22。推测本研究中脾虚大鼠症状的改善，如增强食欲，促进机体能量代谢及吸收，调节免疫与氧化应激功能，等等，与肠道菌群紊乱的改善密切相关。

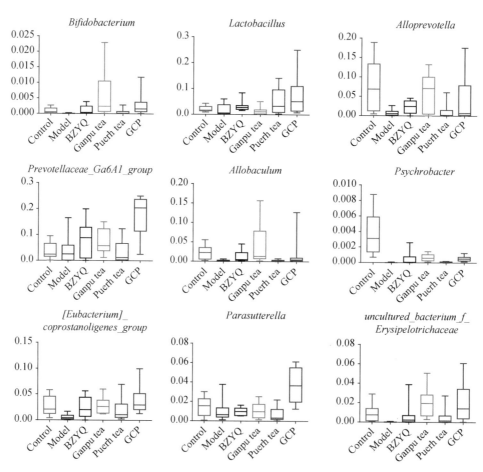

图 4 –21　大鼠肠道菌属相对丰度图（1）

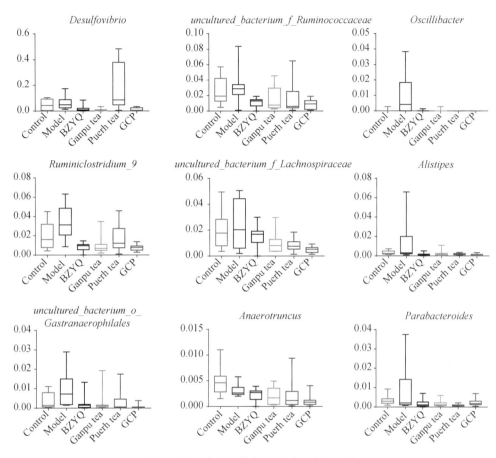

图 4 -22　大鼠肠道菌属相对丰度图（2）

第四节　本章小结

　　本研究考察了广陈皮、新会柑普茶持续摄入（28 天）对健康 SD 大鼠的影响，结果表明：①与正常对照组相比，新会柑普茶组大鼠的体重增长率显著下降，但其生理状态、食量及血脂水平无明显变化，提示新会柑普茶可在不影响正常饮食的情况下降低体重增长率，达到预防肥胖的功效。该功效可能与普洱茶减少机体内脂肪的形成有关。②广陈皮、新会柑普茶均具有提高机体抗氧化活性的功效，且其效果优于普洱茶。③持续摄入普洱茶、广陈皮、新会柑普茶对健康大鼠肠道菌群丰度及多样性无显著影响，基于属水平进行 LEfSe 分析发现，三者对大鼠肠道菌群中某些菌属有调整作用。

　　脾虚证是一个纵向动态的病理生理过程，本节实验利用利血平致脾虚模型，基于小肠吸收功能、消化酶、胃肠激素、免疫指标、氧化应激及肠道菌群几个维度，以补中益气丸作为阳性对照，考察广陈皮、柑普茶对脾虚大鼠的影响。结果表明：①脾虚模型大鼠食欲下降，体重增长减缓，胃肠道吸收代谢能力下降，胃肠激素分泌紊乱，免疫功能及氧化抗氧化功能失衡，其肠道菌群丰度及多样性显著下降，与脾虚证临床表征吻合，说明中医脾虚型大鼠模型构建成功。②广陈皮对脾虚大鼠的体重、吸收代谢、胃肠激素、免疫功能、氧化应激、肠道菌群丰度等方面都有显著改善，效果仅次于阳性对照药补中益气丸。③中医认为，发酵茶类性中偏凉，普洱茶作为天然饮品，具有抗氧化、降血脂、降血糖、抗疲劳等保健功效。然而，有学者研究不同中医证型人群饮用乌龙茶对胃肠激素的影响，发现脾胃虚弱者不适合饮用乌龙茶[158]。本研究发现，饮用普洱茶对脾虚大鼠的消化酶有改善效果，但在小肠吸收功能、胃肠激素、免疫功能、氧化应激等方面作用不明显，也证实了脾胃虚弱时不适宜饮用普洱茶的观点。而新会柑普茶在胃肠激素、氧化应激等方面的改善情况不及广陈皮但优于普洱茶，有改善脾虚的趋势。④通过肠道菌群相对丰度与脾虚药效指标进行 Spearman 相关分析，找到了与脾虚指标相关的菌群。脾虚发生时，机体内益生菌（*Bifidobacterium*，*Lactobacillus*，*Allobaculum* 等）减少，致病菌（*Desulfovibrio*，*Oscillibacter*，*Alistipes* 等）增加，导致肠道菌群紊乱，提示脾虚证与肠道菌群紊乱相关。补中益气丸、广陈皮、柑普茶对上述菌群有不同程度的调节作用，推测其改善脾虚的症状与对肠道菌群结构的调整相关。这些研究结果将为阐释广陈皮及新会柑普茶的保健作用提供依据。

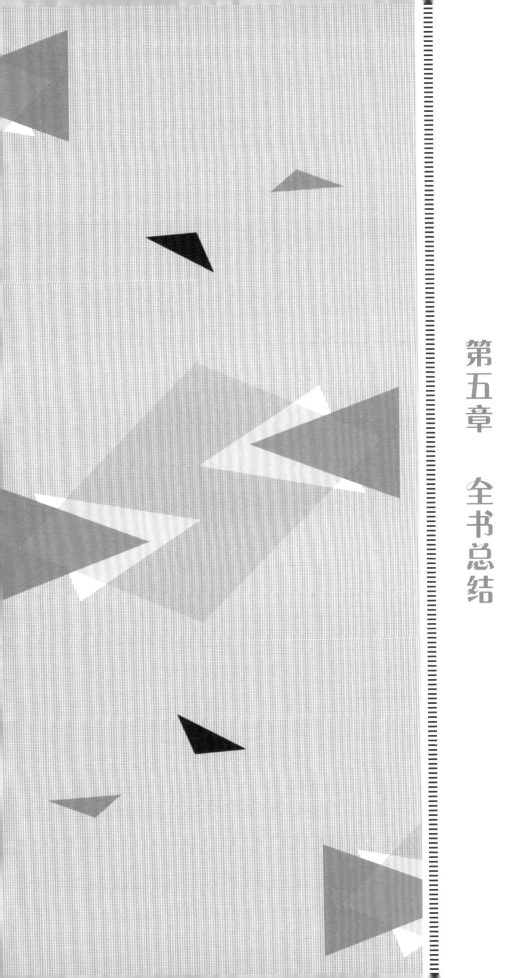

第五章　全书总结

陈皮是芸香科植物橘及其栽培变种的干燥成熟果皮，具有理气健脾、燥湿化痰等功效，是一种广泛使用的中草药。陈皮药材植物来源广泛，以广东新会出产的广陈皮（茶枝柑的干燥成熟果皮）最为道地。目前，关于广陈皮与其他陈皮药材的化学成分的研究较多，但这些研究存在陈皮药材来源不具代表性、化学成分分析不够系统、鉴别指标单一等缺点。新会柑普茶由广陈皮与云南普洱茶加工而成，兼具广陈皮和普洱茶的保健功效，深受消费者喜爱。然而，新会柑普茶的化学物质基础尚未明确，缺乏规范的质量标准，且其保健功效的作用机制尚不清楚，制约了它的质量控制和产品推广。

本研究根据市场上的主要流通品种，代表性地收集了 10 个不同植物来源的陈皮药材 42 批，采用 HS－SPME－GC－MS、UFLC－Triple TOF－MS/MS 技术对其进行了系统的化学成分分析，鉴定出 51 种挥发性成分（主要是萜烯烃类、醇类、醛类和酯类化合物）和 72 种不挥发性成分（包括 61 种黄酮类、4 种生物碱、3 种柠檬苦素类及 4 种有机酸类化合物），阐明了不同植物来源陈皮药材的化学物质基础。对 SD 大鼠灌胃给予广陈皮提取物，利用 UFLC－Triple TOF－MS/MS 技术分析了大鼠血清、尿液及粪便样品的化学成分信息，从中鉴定出 26 种原型成分和 23 种代谢物。首次从体外可溶出部分（包括挥发性成分与非挥发性成分）、大鼠口服可吸收入血成分、经胃肠道代谢后排出的粪便中可检出成分三个层面对广陈皮进行了系统的化学成分研究。在此基础上，采用主成分分析、聚类分析、正交偏最小二乘法判别分析等统计分析方法，建立了有效区分广陈皮与普通陈皮的模型，并从中筛选出 13 个可用于区分广陈皮和其他来源陈皮药材的潜在化学标志物，包括 6 个挥发性成分（p－Cymen－8－ol、2－甲氨基苯甲酸甲酯、D－柠檬烯、β－荜澄茄油烯、D－吉玛烯、4－松油醇）和 7 个非挥发性成分（野漆树苷、芦丁、Citrusin I、香草酸、香叶木素－6－C－葡萄糖苷、木犀草素－6，8－二－C－葡萄糖苷、异荭草苷）。这些结果为陈皮药材的鉴别和分类提供了一种更准确的方法。

本研究以 31 批新会柑普茶样品为研究对象，采用高分辨的 UFLC－Triple TOF－MS/MS 技术系统地分析了新会柑普茶的化学成分，从中鉴定出包括 63 种黄酮类、8 种儿茶素类、14 种有机酸类、6 种生物碱和 1 种柠檬苦素类化合物在内的 92 种成分，首次阐明了新会柑普茶中的可溶性化学成分。对 SD 大鼠灌胃给予柑普茶提取物，利用 UFLC－Triple TOF－MS/MS 技术分析了大鼠血清、尿液及粪便样品的化学成分信息，从中鉴定出 27 种原型化合物和 42 种代谢产物，首次明确了新会柑普茶中的化学成分在大鼠体内的存在形式。此外，本研究按照相关食品安全标准，考察了新会柑普茶的多项理化指标，拟定了相关限度：水分≤13.0%、总灰分≤8.5%、水浸出物≥28.0%、粗纤维≤15.0%、茶多酚≤15.0%。为有效控制新会柑普茶中的主要药理活性成分，本研究还利用高效液相色谱法，首次建立了新会柑普茶的指纹图谱，该指纹图谱共有 6 个特征峰，涵盖了广陈皮和普洱茶的主要药理活性成分，能反映新会柑普茶的整体质量，为科学评价和有效控制新会柑普茶质量提供了依据。基于上述研究结果，拟定了新会柑普茶的质量标准草案，该标准草案兼顾了食品安全指标和药理活性成分，为新会柑普茶的质量控制和产品推广提供了保障。

本研究采用大鼠模型，研究了广陈皮、新会柑普茶对大鼠氧化应激、脂肪代谢、肠道菌群及脾虚证的干预作用，首次科学地评价了新会柑普茶在生物体内的保健作用，为其产品推广提供了依据。大鼠灌胃实验表明，广陈皮、新会柑普茶均具有提高机体抗氧化活性的功效。另外，新会柑普茶可在不影响正常饮食的情况下降低健康大鼠体重增长率，达到预防肥胖的功效，且其调节肠道菌群结构效果更佳。通过注射利血平制备了脾虚大鼠模型，以考察广陈皮、普洱茶及新会柑普茶对脾虚证的干预作用。结果表明，广陈皮对改善脾虚大鼠的体重和精神状况、促进消化吸收、提高免疫及抗氧化水平、调节肠道菌群结构最佳，新会柑普茶的作用优于普洱茶。

综上所述，本研究的主要创新点如下：

（1）本研究首次从体外可溶出部分（包括挥发性成分与非挥发性成分）、大鼠口服可吸收入血成分、经胃肠道代谢后排泄的粪便中可检出成分三个层面对广陈皮进行了系统的化学成分研究。通过多元统计分析方法建立了多指标的广陈皮整体鉴别新模式，该方法能有效区分道地药材广陈皮与普通陈皮，具有良好的应用前景。

（2）本研究首次对新会柑普茶水溶性部分进行了系统的成分研究，明确了其化学成分在大鼠体内的存在形式；以此为依据，兼顾食品与药材标准要求，建立了新会柑普茶的质量标准并完成了起草说明，为其行业健康发展提供技术、法规保障。

（3）本研究首次使用大鼠为实验动物，从健康、脾虚两个层面对广陈皮、新会柑普茶、普洱茶进行保健功效评价，包括对大鼠氧化应激、脂肪代谢、肠道菌群及脾虚证的干预作用，科学地评价了新会柑普茶在生物体内的保健作用，为其产品推广提供了依据。

参 考 文 献

[1] 欧立娟，刘启德. 陈皮药理作用研究进展 [J]. 中国药房，2006，17（10）：787 –789.

[2] 陈旺南，李小静，梁社坚. 陈皮话古今 [J]. 生命世界，2016，（10）：6 –9.

[3] 郭畅. 不同产地广陈皮特征性化学成分及其活性研究 [D]. 吉林：吉林农业大学，2018.

[4] 林林. 陈皮总黄酮、橙皮苷和挥发油的动态分析研究 [D]. 广州：广东药学院，2008.

[5] 左大动，贺善安. 中药广陈皮 [J]. 中国中药杂志，1957，3（5）：22 –24.

[6] 金世元. 道地"橘"的药用品种与质量 [J]. 首都食品与医药，2005，12（4）：45 –46.

[7] 魏莹，杨安金，骆利平，等. 陈皮本草考证 [J]. 井冈山大学学报（自然科学版），2013，34（4）：74 –77.

[8] 李晓瑞，李奉勤，薛彦朝，等. 中药挥发油提取工艺研究概况 [J]. 中医药管理杂志，2006，14（8）：66 –67.

[9] 赵秀玲. 陈皮生理活性成分研究进展 [J]. 食品工业科技，2013，34（12）：376 –381.

[10] 董岩，崔庆新，魏兴国. 陈皮挥发油化学成分气相色谱 –质谱分析 [J]. 山东中医杂志，2004，23（6）：370 –372.

[11] 高蓓. 广陈皮黄酮类化合物和挥发油成分及其活性研究 [D]. 武汉：华中农业大学，2011.

[12] 潘靖文. GC –MS 分析不同采收期广陈皮中挥发油成分的变化 [J]. 中国医药指南，2011，9（21）：258 –259.

[13] 欧小群，王瑾，李鹏，等. 广陈皮及其近缘品种挥发油成分的比较 [J]. 中成药，2015，37（2）：364 –370.

[14] 童红梅. 陈皮中黄酮类化合物药理作用研究进展 [J]. 山西中医学院学报，2010，11（3）：75 –76.

[15] 国家药典委员会. 中华人民共和国药典. 北京：中国医药科技出版社，2015.

[16] ZHENG G D, ZHOU P, YANG H, et al. Rapid resolution liquid chromatography-electrospray ionisation tandem mass spectrometry method for identification of chemi-

cal constituents in citri reticulatae pericarpium [J]. Food chemistry, 2013, 136 (2): 604 – 611.

[17] 郑国栋, 蒋林, 杨雪, 等. 不同贮藏年限广陈皮黄酮类成分的变化规律研究 [J]. 中成药, 2010, 32 (6): 977 – 980.

[18] 叶晓岚. 广陈皮体外指纹谱及体内代谢谱研究 [D]. 广州: 广东药学院, 2013.

[19] 刘亮, 戚向阳, 董绪燕. 柑橘中柠檬苦素类似物的研究新进展 [J]. 农产品加工 (学刊), 2007, (7): 37 – 41.

[20] 朱春华, 李菊湘, 周先艳, 等. 柑橘果实中柠檬苦素及类似物功能活性研究进展 [J]. 保鲜与加工, 2015, 15 (6): 78 – 82.

[21] 李云, 邢丽娜, 周明眉, 等. 柑橘不同用药部位中橙皮苷、柠檬苦素及诺米林含量与其体外抗氧化和抗乳腺癌活性相关性研究 [J]. 上海中医药杂志, 2015, 49 (6): 87 – 90.

[22] 陈娴, 李辰, 容启仁, 等. 新会陈皮及其副产物的研究进展 [J]. 安徽农业科学, 2017, 45 (6): 65 – 67.

[23] 李先端, 马志静, 林生, 等. 高效液相色谱法测定青皮中辛弗林和 N – 甲基酪胺的含量 [J]. 中国中药杂志, 2004, 29 (6): 537 – 539.

[24] 王洋. 不同采收期及贮存时间广陈皮药材主要成分含量的动态变化研究 [D]. 南京: 南京中医药大学, 2009.

[25] 游元元, 王冬冬. 不同品种川陈皮品质初步比较 [J]. 四川中医, 2010, 28 (7): 42 – 44.

[26] 蔡佳梓, 丁敏, 何新, 等. 新会柑普茶的能量和核心营养元素分析 [J]. 化学工程与装备, 2016, (10): 219 – 221.

[27] 张蕾. 柑普茶增速惊人　行业急需标准来规范 [J]. 中国食品, 2017 (18): 98 – 101.

[28] 吕海鹏, 谷记平, 林智, 等. 普洱茶的化学成分及生物活性研究进展 [J]. 茶叶科学, 2007, 27 (1): 8 – 18.

[29] 王锐, 李勇. 普洱茶的化学成分及生物活性 [J]. 广东化工, 2016, 43 (22): 108 – 109.

[30] 杨慧, 张帆, 曹振辉. 普洱茶化学成分及其生物学功效 [J]. 茶叶通讯, 2010, 37 (2): 11 – 14.

[31] 东方, 杨子银, 何普明, 等. 普洱茶抗氧化活性成分的 LC – MS 分析 [J]. 中国食品学报, 2008, 8 (2): 133 – 141.

[32] ZHOU Z H, ZHANG Y J, MIN X, et al. Puerins A and B, two new 8-C substituted flavan-3-ols from Pu-er tea [J]. Journal of agricultural & food chemistry, 2005, 53 (22): 8614 – 8617.

［33］林智，吕海鹏，崔文锐，等. 普洱茶的抗氧化酚类化学成分的研究［J］. 茶叶科学，2006，26（2）：112－116.

［34］邹艳丽，董宝生，张伏全，等. 普洱熟茶化学成分研究［J］. 云南化工，2009，36（2）：10－13.

［35］顾睿，李瑞明，张兰兰，等. 普洱茶化学成分及药理研究进展［J］. 天津药学，2011，23（1）：47－51.

［36］李菊，张荣平，郑梅. 普洱茶活性成分药理作用研究进展［J］. 中国民族民间医药，2009，18（1）：21－23.

［37］周斌星，高林瑞. 普洱茶茶色素的研究进展［J］. 茶叶学报，2005，（3）：8－9.

［38］龚加顺，周红杰，张新富，等. 云南晒青绿毛茶的微生物固态发酵及成分变化研究［J］. 茶叶科学，2005，25（4）：300－306.

［39］龚加顺，胡小静，彭春秀，等. 普洱茶及其原料多糖分子组成及光谱学特性研究［J］. 光谱学与光谱分析，2010，30（7）：1960－1964.

［40］折改梅，陈可可，张颖君，等. 8－氧化咖啡因和嘧啶类生物碱在普洱熟茶中的存在［J］. 植物分类与资源学报，2007，29（6）：713－716.

［41］朱洪波，李保明，刘超，等. 普洱茶的化学成分研究［J］. 中国中药杂志，2013，38（9）：1386－1389.

［42］LUO F M，ZHAN J F，LUO Z G，et al. Analysis of volatile components in Pu-er tea by SPME-GC-MS［J］. Chemistry & industry of forest products，2010，30（5）：95－98.

［43］吕海鹏，钟秋生，林智. 陈香普洱茶的香气成分研究［J］. 茶叶科学，2009，29（3）：219－224.

［44］吕海鹏，钟秋生，施江，等. 普洱茶挥发性成分指纹图谱研究［J］. 茶叶科学，2014（1）：71－78.

［45］郑敏. 柑普茶挥发性成分分析［J］. 热带作物学报，2017，38（4）：177－181.

［46］郑敏，林丽静，黄晓兵，等. 超声处理对柑普茶挥发性成分的影响［J］. 现代食品科技，2017（9）：256－262.

［47］杜国成. 结合临床浅谈陈皮的临床应用［J］. 医药前沿，2015（19）：316－317.

［48］YU X，SUN S，GUO Y，et al. Citri reticulatae pericarpium（Chenpi）：botany，ethnopharmacology，phytochemistry，and pharmacology of a frequently used traditional Chinese medicine［J］. Journal of ethnopharmacology，2018，220：265－282.

［49］吴惠君，欧金龙，池晓玲，等. 陈皮药理作用研究概述［J］. 实用中医内科杂志，2013（17）：91－92.

[50] 韩芳, 钟荧, 王迪, 等. 普洱茶保健功效的研究进展 [J]. 公共卫生与预防医学, 2011, 22 (1): 55 – 57.

[51] 赵龙飞, 周红杰, 安文杰. 云南普洱茶保健功效的研究 [J]. 食品研究与开发, 2005, 26 (2): 114 – 118.

[52] 王卫东, 陈复生. 陈皮中黄酮类化合物抗氧化活性的研究 [J]. 中国食品添加剂, 2007 (2): 21 – 23.

[53] 莫云燕, 黄庆华, 殷光玲, 等. 新会陈皮多糖的体外抗氧化作用及总糖含量测定 [J]. 今日药学, 2009, 19 (10): 22 – 25.

[54] 李娆玲. 茶枝柑皮提取物抗氧化有效成分的研究 [D]. 广州: 广东药学院, 2012.

[55] 陈浩. 普洱茶多糖降血糖及抗氧化作用研究 [D]. 杭州: 浙江大学, 2013.

[56] 胡小静, 陈叶, 龚加顺. 云南晒青绿茶和普洱茶多糖抗氧化活性研究 [J]. 食品与发酵工业, 2010, 10: 84 – 88.

[57] 邹晓菊, 丁毅弘, 梁斌. 普洱茶减肥、降脂机制的探讨 [J]. 动物学研究, 2012, 33 (4): 421 – 426.

[58] YANG G, LEE J, JUNG E D, et al. Lipid lowering activity of citri unshii pericarpium in hyperlipemic rats [J]. Immunopharmacology & immunotoxicology, 2008, 30 (4): 783.

[59] 徐湘婷, 王鹏, 罗绍忠, 等. 普洱茶调节 SD 大鼠血脂及抗氧化保护肝脏的研究 [J]. 中华中医药学刊, 2010 (11): 2275 – 2278.

[60] 吴文华, 吴文俊. 普洱茶多糖降血脂功能的量效关系 [J]. 福建茶叶, 2006 (2): 42 – 43.

[61] 唐元瑜, 梁海凌, 纪立金. 从气血生化之源谈中医藏象 "大脾胃" 的构建 [J]. 中华中医药杂志, 2013 (2): 309 – 311.

[62] 李思琦, 张哲, 孟健, 等. 脾虚证与能量代谢相关研究进展 [J]. 辽宁中医杂志, 2017 (7): 217 – 219.

[63] 邵铁娟, 李海昌, 谢志军, 等. 基于脾主运化理论探讨脾虚湿困与肠道菌群紊乱的关系 [J]. 中华中医药杂志, 2014 (12): 3762 – 3765.

[64] 彭颖, 金晶, 杨静玉, 等. 3 种健脾补气方药对脾气虚证大鼠肠道菌群的影响 [J]. 中国中药杂志, 2008, 33 (21): 2530 – 2534.

[65] 孟良艳, 陈秀琴, 石达友, 等. 四君子汤对脾虚大鼠肠道菌群多样性的影响 [J]. 畜牧兽医学报, 2013, 44 (12): 2029 – 2035.

[66] 苏桂云, 黄硕. 陈皮的鉴别及功能主治 [J]. 首都医药, 2013 (7): 50.

[67] 李艳, 赵进东, 忻凌, 等. 基于数据挖掘分析徐经世教授诊治肝郁脾虚型胃脘痛用药规律 [J]. 中医杂志, 2017, 58 (15): 1288 – 1292.

[68] 宋瑞敏. 基于数据挖掘探析脾虚证在七种脾胃疾病中的证候要素分布及用药规

律 ［D］. 兰州：甘肃中医学院，2015.

［69］罗琥捷，杨宜婷，区海燕，等. 陈皮超临界 CO_2 萃取物对脾虚消瘦模型小鼠的实验研究 ［J］. 中国民族民间医药，2013，22（5）：33 – 34.

［70］宋玉鹏，陈海芳，胡源祥，等. 陈皮及其主要活性成分对脾虚模型大鼠血清胃泌素、血浆乙酰胆碱、P 物质、胃动素和血管活性肠肽的影响 ［J］. 中药药理与临床，2017（3）：81 – 85.

［71］梅雅致. 中医辩证喝普洱 ［J］. 普洱，2013（8）：88 – 89.

［72］JELEN H H, GRACKA A. Analysis of black pepper volatiles by solid phase micro-extraction-gas chromatography：A comparison of terpenes profiles with hydrodistil-lation ［J］. Journal of chromatography A，2015，1418：200 – 209.

［73］AI J. Headspace solid phase microextraction. Dynamics and quantitative analysis be-fore reaching a partition equilibrium ［J］. Analytical chemistry，1997，69（16）：3260 – 3266.

［74］AI J. Solid phase microextraction for quantitative analysis in nonequilibrium situa-tions ［J］. Analytical chemistry，1997，69（6）：1230 – 1236.

［75］LIN J, ZHANG P, PAN Z, et al. Discrimination of oolong tea（camellia sinensis）varieties based on feature extraction and selection from aromatic profiles analysed by HS-SPME/GC-MS ［J］. Food chemistry，2013，141（1）：259 – 265.

［76］DURAND-HULAK M, DUGRAND A, DUVAL T, et al. Mapping the genetic and ti-ssular diversity of 64 phenolic compounds in Citrus species using a UPLC-MS ap-proach ［J］. Annals of botany，2015，115（5）：861 – 877.

［77］JAY M, VIRICEL M R, GONNET J F, et al. Flavonoids：chemistry, biochemistry and applications ［M］. Boca Ration：CRPC Press，2006：471 – 552.

［78］CUYCKENS F, ROZENBERG R, DE HOFFMANN E, et al. Structure characteriza-tion of flavonoid O-diglycosides by positive and negative nano-electrospray ionization ion trap mass spectrometry ［J］. Journal of mass spectrometry：JMS，2001，36（11）：1203 – 1210.

［79］ABAD-GARCIA B, GARMON-LOBATO S, BERRUETA L A, et al. Practical guidelines for characterization of O-diglycosyl flavonoid isomers by triple quadrupole MS and their applications for identification of some fruit juices flavonoids ［J］. Jour-nal of mass spectrometry：JMS，2009，44（7）：1017 – 1025.

［80］LI P L, LIU M H, HU J H, et al. Systematic chemical profiling of Citrus grandis "Tomentosa" by ultra-fast liquid chromatography/diode-array detector/quadrupole time-of-flight tandem mass spectrometry ［J］. J pharm biomed anal，2014，90：167 – 179.

［81］ZENG X, SU W, BAI Y, et al. Urinary metabolite profiling of flavonoids in Chinese volunteers after consumption of orange juice by UFLC-Q-TOF-MS/MS [J]. J chromatogr B, 2017, 1061 – 1062：79 – 88.

［82］ DUAN L, GUO L, LIU K, et al. Characterization and classification of seven Citrus herbs by liquid chromatography-quadrupole time-of-flight mass spectrometry and genetic algorithm optimized support vector machines [J]. Journal of chromatography A, 2014, 1339：118 – 127.

［83］ ZHENG G D, ZHOU P, YANG H, et al. Rapid resolution liquid chromatography-electrospray ionisation tandem mass spectrometry method for identification of chemical constituents in citri reticulatae pericarpium [J]. Food chemistry, 2013, 136 (2)：604 – 611.

［84］ CAO J, YIN C, QIN Y, et al. Approach to the study of flavone di-C-glycosides by high performance liquid chromatography-tandem ion trap mass spectrometry and its application to characterization of flavonoid composition in viola yedoensis [J]. Journal of mass spectrometry：JMS, 2014, 49 (10)：1010 – 1024.

［85］ 刘建群, 舒积成, 张锐, 等. 新西兰牡荆苷等 4 种碳苷黄酮的电喷雾质谱裂解规律研究 [J]. 中国实验方剂学杂志, 2013, 19 (8)：72 – 76.

［86］ ABAD-GARCIA B, GARMON-LOBATO S, BERRUETA L A, et al. On line characterization of 58 phenolic compounds in Citrus fruit juices from Spanish cultivars by high-performance liquid chromatography with photodiode-array detection coupled to electrospray ionization triple quadrupole mass spectrometry [J]. Talanta, 2012, 99：213 – 224.

［87］ WARIDEL P, WOLFENDER J L, NDJOKO K, et al. Evaluation of quadrupole time-of-flight tandem mass spectrometry and ion-trap multiple-stage mass spectrometry for the differentiation of C-glycosidic flavonoid isomers [J]. Journal of chromatography A, 2001, 926 (1)：29 – 41.

［88］ YANG Y, ZHAO X J, PAN Y, et al. Identification of the chemical compositions of ponkan peel by ultra performance liquid chromatography coupled with quadrupole time-of-flight mass spectrometry [J]. Anal methods, 2016, 8 (4)：893 – 903.

［89］ DOMON B, COSTELLO C E. A systematic nomenclature for carbohydrate fragmentations in FAB-MS/MS spectra of glycoconjugates [J]. Glycoconjugate journal, 1988, 5 (4)：397 – 409.

［90］ XING T, ZHAO X, ZHANG Y, et al. Fast separation and sensitive quantitation of polymethoxylated flavonoids in the peels of Citrus using UPLC-Q-TOF-MS [J]. Journal of agricultural and food chemistry, 2017, 65 (12)：2615 – 2627.

［91］ 马微, 马强, 朱明达, 等. 超高效液相色谱 – 串联质谱测定减肥保健食品中辛弗林及其电喷雾质谱裂解途径研究 [J]. 分析科学学报, 2010, 26 (6)：

636 – 640.

［92］YE X，CAO D，ZHAO X，et al. Chemical fingerprint and metabolic profile analysis of Citrus reticulate "Chachi" decoction by HPLC-PDA-IT-MS（n）and HPLC-Qua-drupole-Orbitrap-MS method［J］. Journal of chromatography B，2014，970：108 – 120.

［93］彭文文，黄茂波，宋卫武，等. 中药枳壳中环肽成分的研究［J］. 天然产物研究与开发，2014，26（9）：1416 – 1420.

［94］JAYAPRAKASHA G K，DANDEKAR D V，TICHY S E，et al. Simultaneous sepa-ration and identification of limonoids from Citrus using liquid chromatography-colli-sion-induced dissociation mass spectra［J］. J Sep Sci，2015，34（1）：2 – 10.

［95］孟鹏. 金柑柠檬苦素类化合物的提取纯化、结构鉴定及生物活性研究［D］. 福州：福建农林大学，2013.

［96］RODRIGUEZ-RIVERA M P，LUGO-CERVANTES E，WINTERHALTER P，et al. Metabolite profiling of polyphenols in peels of Citrus limetta Risso by combination of preparative high-speed countercurrent chromatography and LC-ESI-MS/MS［J］. Food chemistry，2014，158：139 – 152.

［97］阿基业. 代谢组学数据处理方法——主成分分析［J］. 中国临床药理学与治疗学，2010，15（5）：481 – 489.

［98］方德秋，章文才，萧顺元. 温州蜜柑起源新探——同工酶证据［J］. 果树科学，1995（1）：16 – 20.

［99］BAI Y，ZHENG Y，PANG W，et al. Identification and comparison of constituents of aurantii fructus and aurantii fructus immaturus by UFLC-DAD-Triple TOF-MS/MS ［J］. Molecules，2018，23（4）：803.

［100］WALLE T. Absorption and metabolism of flavonoids［J］. Free radical biology & medicine，2004，36（7）：829 – 837.

［101］GRADOLATTO A，CANIVENCLAVIER M C，BASLY J P，et al. Metabolism of apigenin by rat liver phase I and phase II enzymes and by isolated perfused rat liver ［J］. Drug metabolism & disposition，2004，32（1）：58.

［102］LI S，HONG W，GUO L，et al. Chemistry and bioactivity of nobiletin and its me-tabolites［J］. Journal of functional foods，2014，6（1）：2 – 10.

［103］NOBUYUKI K，MIKI M，CHIHO O，et al. Comparative study on nobiletin metab-olism with liver microsomes from rats，guinea pigs and hamsters and rat cytochrome p450［J］. Biological & pharmaceutical bulletin，2007，30（12）：2317.

［104］刘国强，董静，王弘，等. EGC/GC 和 EGCG/GCG 的 ESI-IT-TOF 质谱裂解规律研究［J］. 质谱学报，2009，30（5）：287 – 294.

［105］DOU J，LEE V S，TZEN J T，et al. Identification and comparison of phenolic compounds in the preparation of oolong tea manufactured by semifermentation and drying processes [J]. Journal of agricultural and food chemistry, 2007, 55 (18): 7462 – 7468.

[106] CLIFFORD M N, WU W, KUHNERT N. The chlorogenic acids of hemerocallis [J]. Food chemistry, 2006, 95 (4): 574 – 578.

[107] 杨华, 叶发银, 赵国华. 膳食多酚与肠道微生物相互作用研究进展 [J]. 食品科学, 2015, 36 (3): 223 – 227.

[108] 吴文华, 吴文俊. 普洱茶对正常饮食小鼠血脂的影响 [J]. 蚕桑茶叶通讯, 2006 (3): 39.

[109] HOU Y, SHAO W, XIAO R, et al. Pu-erh tea aqueous extracts lower atherosclerotic risk factors in a rat hyperlipidemia model [J]. Exp gerontol, 2009, 44 (6 – 7): 434 – 439.

[110] WANG D, XU K, ZHONG Y, et al. Acute and subchronic oral toxicities of Pu-erh black tea extract in Sprague-Dawley rats [J]. Journal of ethnopharmacology, 2011, 134 (1): 156 – 164.

[111] KUO K L, WENG M S, CHIANG C T, et al. Comparative studies on the hypolipidemic and growth suppressive effects of oolong, black, pu-erh, and green tea leaves in rats [J]. Journal of agricultural and food chemistry, 2005, 53 (2): 480 – 489.

[112] 吴雅倩, 陈亚蓝, 冯伟, 等. 普洱茶对大鼠肥胖的干预和保肝护肝作用 [J]. 食品工业科技, 2019, 40 (1): 281 – 285.

[113] 东方, 揭国良, 何普明. 不同发酵程度茶叶的体内与体外抗氧化功能比较 [J]. 中国茶叶加工, 2015 (4): 40 – 45.

[114] 王辉, 任丽, 李亚莉, 等. 普洱茶发酵过程中不同层间细菌群落结构研究 [J]. 食品安全质量检测学报, 2015, 6 (5): 1567 – 1574.

[115] ZHANG G, ZENG G, CAI X, et al. Brachybacterium zhongshanense sp. nov., a cellulose-decomposing bacterium from sediment along the Qijiang River, Zhongshan City, China [J]. International journal of systematic and evolutionary microbiology, 2007, 57 (11): 2519 – 2524.

[116] KAMPFER P, FALSEN E, LANGER S, et al. Paenalcaligenes hominis gen. nov., sp. nov., a new member of the family Alcaligenaceae [J]. International journal of systematic and evolutionary microbiology, 2010, 60 (7): 1537 – 1542.

[117] CROSS M L. Microbes versus microbes: immune signals generated by probiotic lactobacilli and their role in protection against microbial pathogens [J]. Fems immunol Med Mic, 2002, 34 (4): 245 – 253.

[118] CAO Y R, JIANG Y, JIN R X, et al. Enteractinococcus coprophilus gen. nov.,

sp. nov., of the family Micrococcaceae, isolated from Panthera tigris amoyensis faeces, and transfer of Yaniella fodinae Dhanjal et al. 2011 to the genus Enteractinococcus as Enteractinococcus fodinae comb. nov [J]. International journal of systematic and evolutionary microbiology, 2012, 62 (11): 2710 – 2716.

[119] YOON J H, LEE K C, WEISS N, et al. Jeotgalicoccus halotolerans gen. nov., sp. nov. and Jeotgalicoccus psychrophilus sp. nov., isolated from the traditional Korean fermented seafood jeotgal [J]. International journal of systematic and evolutionary microbiology, 2003, 53 (2): 595 – 602.

[120] WANG R, XIAO Y, LV F, et al. Bacterial community structure and functional potential of rhizosphere soils as influenced by nitrogen addition and bacterial wilt disease under continuous sesame cropping [J]. Applied soil ecology, 2018, 125: 117 – 127.

[121] ORMEROD K L, WOOD D L, LACHNER N, et al. Genomic characterization of the uncultured Bacteroidales family S24 – 7 inhabiting the guts of homeothermic animals [J]. Microbiome, 2016, 4 (1): 36.

[122] LI L, BATT S M, WANNEMUEHLER M, et al. Effect of feeding of a cholesterol-reducing bacterium, eubacterium coprostanoligenes, to germ-free mice [J]. Laboratory animal science, 1998, 48 (3): 253 – 255.

[123] SHANG Q, SHAN X, CAI C, et al. Dietary fucoidan modulates the gut microbiota in mice by increasing the abundance of lactobacillus and ruminococcaceae [J]. Food & function, 2016, 7 (7): 3224 – 3232.

[124] MENNI C, LIN C H, CECELJA M, et al. Gut microbial diversity is associated with lower arterial stiffness in women [J]. Eur heart J, 2018, 39 (25): 2390 – 2397.

[125] GOMES A M P, MALCATA F X. Bifidobacterium spp. and lactobacillus acidophilus: biological, biochemical, technological and therapeutical properties relevant for use as probiotics [J]. Trends in food science & technology, 1999, 10 (4): 139 – 157.

[126] SALIPANTE S J, KALAPILA A, POTTINGER P S, et al. Characterization of a multidrug-resistant, novel bacteroides genomospecies [J]. Emerging infectious diseases, 2015, 21 (1): 95 – 98.

[127] 王碧君，桑传兰，李娜，等. 三味干姜散保肝作用与调节肠道菌的初步研究 [J]. 中药药理与临床，2018, 34 (1): 117 – 120.

[128] 张利英，刘永琦，许小敏，等. 归芪白术方对辐射诱发肠道菌群失调及肠粘膜屏障损伤的保护作用 [C]. 上海：第十三届全国免疫学学术大会，2018.

[129] 杨洪申. 胃肠宁对脾虚证模型大鼠消化机能的影响 [D]. 兰州：甘肃农业大

学, 2011.

[130] 吴天石, 张会永, 张哲, 等. 脾虚证动物模型造模方法述评 [J]. 中医杂志, 2015, 56 (11): 978-983.

[131] 李灿, 张海艇, 陈玉龙. 采用唾液淀粉酶和 D - 木糖排泄率对利血平脾虚证模型的评价研究 [J]. 中国中医基础医学杂志, 2011, 17 (7): 746-748.

[132] 黄延芳, 谭剑文, 何晓铭. 浅论补中益气汤 [J]. 亚太传统医药, 2016, 12 (10): 71-73.

[133] 刘晓玲. 补中益气汤对脾虚大鼠胃粘膜 TFF1 表达及 MEK/ERK 通路的影响 [D]. 广州: 广州中医药大学, 2011.

[134] ZHENG X F, TIAN J S, LIU P, et al. Analysis of the restorative effect of Bu-zhong-yi-qi-tang in the spleen-qi deficiency rat model using (1) H-NMR-based metabonomics [J]. Journal of ethnopharmacology, 2014, 151 (2): 912-920.

[135] 薛丽莉, 薛金, 杜晨光. 益脾止泻汤对脾虚泄泻大鼠血清 D - 木糖含量及血浆胃动素的影响 [J]. 中国中医急症, 2009, 18 (6): 951-952.

[136] 李晓霞, 李德新. 脾气虚与 $Na^+ - K^+ - ATPase$ 活性的观察 [J]. 中国医药学报, 1996 (2): 48.

[137] 黄娟, 施家希, 刘海涛, 等. 补中益气汤不同配伍对脾虚大鼠血清淀粉酶、H^+-K^+-ATPase 及糖代谢酶活性的影响 [J]. 中药材, 2017, 40 (9): 2191-2194.

[138] 张邦能, 张东鹏. 30 例脾虚型 2 型糖尿病患者唾液淀粉酶含量测定 [J]. 中医研究, 2012, 25 (3): 20-22.

[139] 陆英杰, 连至诚. 胃肠激素对胃肠动力的影响 [J]. 免疫学杂志, 2006 (1): 94-96.

[140] ZHAO N, ZHANG W, GUO Y, et al. Effects on neuroendocrinoimmune network of Lizhong pill in the reserpine induced rats with spleen deficiency in traditional Chinese medicine [J]. Journal of ethnopharmacology, 2011, 133 (2): 454-459.

[141] 李焰, 杨小燕, 黄其春, 等. 银杏叶复方对脾虚证小鼠细胞因子、免疫球蛋白和血浆内几种神经肽含量的影响 [J]. 东北农业大学学报, 2012, 43 (6): 82-87.

[142] 章梅, 夏天, 张仲海. 脾虚小鼠红细胞免疫和腹腔巨噬细胞吞噬功能改变的实验研究 [J]. 北京中医药大学学报, 1999 (3): 27-28.

[143] 杨冬花, 李家邦, 郑爱华, 等. 脾气虚证模型大鼠 Th_1/Th_2 细胞因子的失衡以及四君子汤的干预作用 [J]. 中国医师杂志, 2004 (2): 181-183.

[144] MOSMANN T R, CHERWINSKI H, BOND M W, et al. Two types of murine helper T cell clone. I. Definition according to profiles of lymphokine activities and secre-

ted proteins [J]. 1986, 136 (7): 2348 – 2357.

[145] ZHU H Z, LIANG Y D, MA Q Y, et al. Xiaoyaosan improves depressive-like be-havior in rats with chronic immobilization stress through modulation of the gut mi-crobiota [J]. Biomedicine & pharmacotherapy, 2019, 112 (112): 108621.

[146] TACHON S, ZHOU J, KEENAN M, et al. The intestinal microbiota in aged mice is modulated by dietary resistant starch and correlated with improvements in host re-sponses [J]. FEMS microbiology ecology, 2013, 83 (2): 299 – 309.

[147] BAROUEI J, BENDIKS Z, MARTINIC A, et al. Microbiota, metabolome, and immune alterations in obese mice fed a high-fat diet containing type 2 resistant starch [J]. Molecular nutrition & food research, 2017, 61 (11): 1 – 14.

[148] 刘奕琼, 张灏, 田丰伟. 微生物降胆固醇作用研究进展 [J]. 食品与机械, 2003 (1): 6 – 9.

[149] CHEN Y J, WU H, WU S D, et al. Parasutterella, in association with irritable bowel syndrome and intestinal chronic inflammation [J]. Journal of gastroenterolo-gy and hepatology, 2018, 33 (11): 1844 – 1852.

[150] SUN Y Z, YANG H L, MA R L, et al. Effect of dietary administration of psy-chrobacter sp. on the growth, feed utilization, digestive enzymes and immune re-sponses of grouper epinephelus coioides [J]. Aquaculture nutrition, 2011, 17 (3): 733 – 740.

[151] DOWNES J, DEWHIRST F E, TANNER A C, et al. Description of Alloprevotella rava gen. nov., sp. nov., isolated from the human oral cavity, and reclassification of Prevotella tannerae Moore et al. 1994 as Alloprevotella tannerae gen. nov., comb. nov [J]. International journal of systematic and evolutionary microbiology, 2013, 63 (4): 1214 – 1218.

[152] WEI X, TAO J, XIAO S, et al. Xiexin tang improves the symptom of type 2 dia-betic rats by modulation of the gut microbiota [J]. Scientific reports, 2018, 8 (1): 3685.

[153] DUNCAN S H, LOUIS P, THOMSON J M, et al. The role of pH in determining the species composition of the human colonic microbiota [J]. Environmental mi-crobiology, 2009, 11 (8): 2112 – 2122.

[154] CONLON M A, BIRD A R. The impact of diet and lifestyle on gut microbiota and human health [J]. Nutrients, 2014, 7 (1): 17 – 44.

[155] 丁俊荣, 张秋香, 刘小鸣, 等. 江苏无锡健康与肠病人群肠道脱硫弧菌数量及肠道菌群多样性 [J]. 微生物学报, 2012, 52 (8): 1033 – 1039.

[156] LAM Y Y, HA C W, CAMPBELL C R, et al. Increased gut permeability and mi-crobiota change associate with mesenteric fat inflammation and metabolic dysfunc-

tion in diet-induced obese mice [J]. PloS one, 2012, 7 (3): 34233.

[157] FENNER L, ROUX V, ANANIAN P, et al. Alistipes finegoldii in blood cultures from colon cancer patients [J]. Emerging infectious diseases, 2007, 13 (8): 1260 – 1262.

[158] 黄美珍. 饮乌龙茶人群胃粘膜上皮内瘤变中医证型分布特点及 GAS、EGF 的变化 [D]. 福州: 福建中医药大学, 2015.

附录一　新会柑普茶质量标准

1　范围

本标准规定了新会柑普茶的定义、分类和相关概念，规定了产品货式和技术要求、工艺流程和技术要求，规定了生产加工储存过程的技术要求、卫生要求、检验方法、检验规则、标志标签、包装运输等。

本标准适用于以普洱茶为主要原料，配与新会柑皮、陈皮，经原料清洗、开皮挖肉、拼配、干燥、包装等工艺制成的新会柑（陈皮）普茶制品。

2　规范性引用文件

下列文件中的条款通过本标准的引用而成为本标准的条款。凡是注日期的引用文件，其随后所有修改单（不包括勘误的内容）或修订版均不适用于本标准，然而，鼓励根据本标准达成协议的各方研究使用这些文件的最新版本。凡是未标注日期的引用文件，其最新版本适用于本标准。

GB/T 191　包装储运图示标志

GB 2760　食品安全国家标准　食品添加剂使用标准

GB 2761　食品安全国家标准　食品中真菌毒素限量

GB 2762　食品安全国家标准　食品中污染物限量

GB 2763　食品安全国家标准　食品中农药最大残留限量

GB/T 4789.3　食品卫生微生物学检验　大肠菌群测定

GB/T 4789.21　食品卫生微生物学检验　冷冻饮品、饮料检验

GB 5009.3　食品安全国家标准　食品中水分的测定

GB 5009.4　食品安全国家标准　食品中总灰分的测定

GB/T 5009.11　食品安全国家标准　食品中总砷和无机砷的测定

GB/T 5009.12　食品安全国家标准　食品中铅的测定

GB/T 5009.15　食品安全国家标准　食品中镉的测定

GB/T 5009.103　植物性食品中甲胺磷和乙酰甲胺磷农药残留量的测定

GB/T 6388　运输包装收发货标志

GB 7718　食品安全国家标准　预包装食品标签通则

GB/T 8302　茶　取样

GB/T 8303 茶 磨碎试样的制备及其干物质含量测定

GB/T 8305 茶 水浸出物测定

GB/T 8310 茶 粗纤维测定

GB/T 8313 茶叶中茶多酚和儿茶素类含量的检测方法

GB 9687 食品包装用聚乙烯成型品卫生标准

GB/T 9833.6 紧压茶 紧茶

GB 14880 食品安全国家标准 食品营养强化剂使用标准

GB 14881 食品安全国家标准 食品生产通用卫生规范

GB/T 22111 地理标志产品 普洱茶

GB/T 23204 茶叶中519种农药及相关化学品残留量的测定 气相色谱-质谱法

SB/T 10035 茶叶销售包装通用技术条件

SB/T 10036 紧压茶运输包装

DB44 601 地理标志产品 新会柑

DB44/T 604 地理标志产品 新会陈皮

DBS 44/010 新会柑皮含茶制品

中华人民共和国药典

3 术语与定义

下列术语和定义适用于本标准。

新会柑普茶以产于广东省江门市新会区行政区域内的茶枝柑（*Citrus reticulate* "Chachi"）鲜果皮（小果或果实）的干品，或其经陈化后的陈皮，与普洱茶按一定形式与比例搭配混合而成的，在形式、品味、功能和茶道上有新变化和发展的茶种。按其茶枝柑不同采摘时期可分为：新会小青柑（陈皮）茶、新会花青柑（陈皮）茶、新会黄柑（陈皮）茶和新会大红柑（陈皮）茶。主要形式为：陈皮茶、果形茶、袋泡茶、萃取茶、混搭压紧茶和混搭散配茶等产品形式。

4 要求

4.1 原料来源

新会柑普茶由新会柑（陈皮）和普洱茶两种原料构成。其中，新会柑与新会陈皮分别指《地理标志产品 新会柑》和《地理标志产品 新会陈皮》所规定的产自江门市新会区的植物品种茶枝柑（大红柑）或产品新会陈皮，它是有近千年生产历史传承的道地药材，具有非常明显的质量特色和与之相关非常严格的地域性。普洱茶为国家标准《地理标志产品　普洱茶》所规定的，以地理标志保护范围的云南大叶种晒青茶为原料，并采用特定的加工工艺而成的普洱茶熟茶。

4.2　工艺

4.2.1　产品技术参数

4.2.1.1　新会小青柑（皮）茶。以采摘在 7 月中至 9 月中膨大期小果，其果皮纯青色，黄酮类含量高，糖分低，鲜果规格：3.5 cm≤鲜果直径≤6.0 cm，25 g≤鲜果质量≤75 g 时的干果皮所配搭的茶，皮品辛香。

4.2.1.2　新会花青柑（皮）茶。以采摘在 9 月中旬至 10 月下旬的小果，其果皮开始退绿、青色或黄色，生理未成熟，黄酮类含量较高，糖的含量较低，鲜果规格 5.5 cm≤鲜果直径≤8.5 cm，75 g≤鲜果质量≤125 g 时的干果皮所配搭的茶，皮品清香。

4.2.1.3　新会黄柑（皮）茶。以采摘在 10 月中旬至 11 月下旬果实，果皮开始着色转黄，但未完全转红或橙红，生理基本成熟，果皮黄酮类和糖的含量较多，鲜果规格 5.5 cm≤鲜果直径≤9.0 cm，100 g≤鲜果质量≤175 g 时的干果皮所配搭的茶，皮品香甜。

4.2.1.4　新会红柑（皮）茶。以采摘在 11 月中旬至 12 月下旬果实，其果皮已充分着色，生理已充分成熟，果皮黄酮类含量低，多糖含量高，规格 5.5 cm≤鲜果直径≤10.0 cm，100 g≤鲜果质量≤175 g 时的干果皮所配搭的茶，皮品甜香。

4.2.2　新会柑普茶加工工艺

符合环保要求，加工场所取得食品生产许可，设备安全和配套工艺流程。

新会柑普茶包括 1 采摘→2 清洗→3 分类分级→4 开果壳→5 清洗除渍→6 杀青→7 晾水→8 配填茶→9 自然发酵→10 干燥和提香→11 半成品分拣分级包装→12 半成品干仓退火→13 二次干燥和提香→14 成品包装→15 商品包装等 15 道工序。

4.2.2.1　鲜果清洗分级。按区域、质量和批次，按程序清洗，按大小、颜色分级。

4.2.2.2　开柑壳。在鲜柑果皮开缺口（目前以开蒂口和脐口法为主），将鲜果的果肉从缺口掏出，并将完整的果皮洗净，及时清除冷渍水，保持果壳干爽。

4.2.2.3　杀青。可采用蒸汽浴、热水浴、热烘等方法。建议采用蒸汽高温（100～200 ℃）瞬间（30～180 s）表面杀青方法，及时清除热渍水，保持果壳干爽。

4.2.2.4　配茶和填茶。根据产品要求选择普洱茶的等级并按一定比例搭配，将搭配好的茶料装填入柑壳中。也可从 4.2.2.2 直接填茶，进入发酵阶段 4.2.2.5。

4.2.2.5　发酵。建议在可控模拟自然气候棚内，采用自然日照、温湿和通风条件发酵 24～96 h，其间注意翻茶，防果底渍水，注意不良天气造成沤茶、烧茶；注意夜间通风或冷气进行降温等。

4.2.2.6 干燥和提香。

（1）自然晒干法就是趁秋冬晴朗干燥北风天，先晾（晒）壳至一定程度后填茶，并将装好的果茶置于专用晒皮容器或晒场内自然晒干（建议晒干全程连续且不能多于 7 天，如果天气温湿度较高则干壳填茶、低落温风干）。

（2）烘干法是将装好的果茶置于干茶专用容器，在烘房内烘干。待柑茶完全达到干燥度后，为了保证充分干燥，可在 24 h 后进行回炉干燥。达到干燥度后，进行 30 min 80 ℃ 以上的提香。

4.2.2.7 分拣和分级。在对柑果、陈皮分级的基础上，对完成干燥的半成品在包装前进行再分级，保证产品外观完好、观感一致、品质一致。

4.2.2.8 干仓裸储。将未密封或只进行首层用食品级纱纸包装半成品，用专用箱简装放入后品质仓进行退火和陈化，保质提质。建议采用干净卫生、防虫气密仓库，同时配置抽湿机、低温烘干机或整体控温控湿房，确保仓库能提供最佳品质保存条件和提升环境。

4.2.2.9 成品包装。包装前应再进行一次低温超干燥处理，首层用食品级纱纸包装，提倡采用单个独立防潮包装。

4.2.3 新会陈皮普洱茶加工工艺

4.2.3.1 陈皮原皮茶。经晒（低温烘）干，置于干净干仓，在新会境内，经 3 年及以上时间自然活性陈化为不霉变、不烧皮、不变质消蚀、没有严重虫蛀的新会陈皮。可原片、切丝或其他形状。

4.2.3.2 陈皮混合茶。将陈皮与普洱等其他茶类混合（或混合存放），成散茶或压紧成饼茶等。

4.2.3.3 陈皮萃取茶。通过现代萃取技术和方式将陈皮和搭配茶的主要风味物质提取和融合制成的茶萃。

4.2.3.4 储存和陈化。

（1）在具备良好控温控湿条件和控风条件的干净干仓，按食品要求，采用无毒、无味、透气容器和材料包装，实行"三离（离地、离墙、离顶）"放置等贮存方法；

（2）储存和陈化场地具备符合国家食品卫生要求的防烧、防霉和防虫等保质的硬件和制度要求。

4.3 质量要求

4.3.1 品质

柑皮完整、无虫蛀、霉变，无或极少量病斑，茶叶品质正常，无劣变、无异味。洁净，不含非茶类夹杂物。不得加入任何添加剂。

4.3.2 理化指标

新会柑普茶的理化指标应符合附表 1 的规定。

附表1　柑普茶理化指标

项　目	指　标
水分/%	≤13.0
总灰分/%	≤8.5
水浸出物/%	≥28.0
粗纤维/%	≤15.0
茶多酚/%	≤15.0

4.3.3　指纹图谱

指纹图谱中应呈现6个特征峰，其中1号峰为没食子酸，3号峰为咖啡因，4号峰为橙皮苷，5号峰为川陈皮素，6号峰为橘皮素（附图1）。供试品指纹图谱中应分别呈现与参照物色谱峰保留时间相同的色谱峰。按中药色谱指纹图谱相似度评价系统计算，供试品指纹图谱与对照指纹图谱的相似度不得低于0.95。

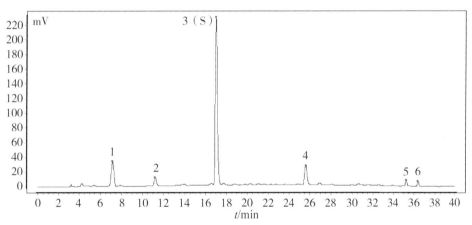

峰1：没食子酸，峰3（S）：咖啡因，峰4：橙皮苷，峰5：川陈皮素，峰6：橘皮素

附图1　对照指纹图谱

4.3.4　安全性指标

新会柑普茶安全性指标应符合附表2的规定。

附表2　柑普茶安全性指标

项　目	指　标
铅（以Pb计）/(mg·kg^{-1})	≤5.0
总砷（以As计）/(mg·kg^{-1})	≤0.5
镉（以Cd计）/(mg·kg^{-1})	≤0.1

续上表

项目	指标
氯菊酯/(mg·kg^{-1})	≤20
联苯菊酯/(mg·kg^{-1})	≤5.0
氯氰菊酯/(mg·kg^{-1})	≤0.5
溴氰菊酯/(mg·kg^{-1})	≤5.0
顺式氰戊菊酯/(mg·kg^{-1})	≤2.0
氟氰戊菊酯/(mg·kg^{-1})	≤20
乐果/(mg·kg^{-1})	≤0.1
六六六（HCH）/(mg·kg^{-1})	≤0.2
敌敌畏/(mg·kg^{-1})	≤0.1
滴滴涕（DDT）/(mg·kg^{-1})	≤0.2
杀螟硫磷/(mg·kg^{-1})	≤0.5
喹硫磷/(mg·kg^{-1})	≤0.2
乙酰甲胺磷/(mg·kg^{-1})	≤0.1
大肠菌群/(MPN/100 g)	≤300
致病菌（沙门氏菌、志贺氏菌、金黄色葡萄球菌、溶血性链球菌）	不得检出

注：其他安全性指标按国家相关规定执行。

4.3.5 净含量

预包装柑普茶产品净含量的允许短缺量应符合国家质量监督检验检疫总局令〔2005〕第75号《定量包装商品计量监督管理办法》的规定。

5 试验方法

5.1 取样与试样制备

5.1.1 取样按 GB/T 8302 的规定执行

5.1.2 试样制备按 GB/T 8303 的规定执行

5.2 理化指标检验

5.2.1 水分按 GB 5009.3 的规定执行

5.2.2 总灰分按 GB 5009.4 的规定执行

5.2.3 水浸出物按 GB/T 8305 的规定执行

5.2.4 粗纤维按 GB/T 8310 的规定执行

5.2.5 茶多酚按 GB/T 8313 的规定执行

5.3 安全性指标检验

5.3.1　总砷按 GB/T 5009.11 的规定执行

5.3.2　铅按 GB/T 5009.12 的规定执行

5.3.3　镉按 GB/T 5009.15 的规定执行

5.3.4　农药残留（氯菊酯、联苯菊酯、氯氰菊酯、溴氰菊酯、顺式氰戊菊酯、氟氰戊菊酯、乐果、六六六、敌敌畏、滴滴涕、杀螟硫磷、喹硫磷）按 GB/T 23204 的规定执行

5.3.5　乙酰甲胺磷按 GB/T 5009.103 的规定执行

5.3.6　大肠菌群、致病菌按 GB/T 4789.3 和 GB/T 4789.21 的规定执行

5.4 指纹图谱的鉴定

照高效液相色谱法（《中国药典》2015 年版（四部）通则 0512）测定

5.4.1　色谱条件与系统适用性试验

以十八烷基硅烷键合硅胶为填充剂（柱长为 25 cm，内径为 4.6 mm，粒径为 5 μm）；以甲醇为流动相 A，以 0.1% 磷酸溶液为流动相 B，按附表 3 中的规定进行梯度洗脱；检测波长为 270 nm；柱温为 30 ℃；流速为 1.0 mL/min。理论塔板数按咖啡因峰计算应不低于 5000。

附表 3　流动相洗脱梯度

时间/min	流动相 A/%	流动相 B/%
0～25	5→50	95→50
25～35	50→90	50→10
35～40	90	10

5.4.2　参照物溶液的制备

取没食子酸对照品、咖啡因、橙皮苷对照品适量，精密称定，加甲醇制成每毫升含没食子酸 25 μg、咖啡因 50 μg、橙皮苷 50 μg 的混合溶液，即得。

5.4.3　供试品溶液的制备

称取 0.5 g 试样（精确至 0.001 g），置锥形瓶中，精密加入 80% 甲醇溶液 100 mL，称定质量，超声处理（功率 250 W，频率 40 kHz）30 min，放置室温，用 80% 甲醇溶液补足减失的质量，滤过，取续滤液，即得。

5.4.4　测定法

分别精密吸取参照物溶液与供试品溶液各 10 μL，注入液相色谱仪，测定，记录色谱图，即得。

5.5 净含量检验

预包装柑普茶产品净含量检验按 JJF 1070《定量包装商品净含量计量检验规则》的规定执行。计算按 GB/T 9833.6 中附录 C 的规定执行。

6 检验规则

6.1 组批及抽样

6.1.1 组批
以同一原料、同一工艺、同一规格、同一生产周期内所生产的产品为一批。
6.1.2 抽样
按 GB/T 8302 的规定进行。

6.2 出厂检验

每批产品均需由生产企业质量检验部门抽检，经检验合格，签发合格证方可出厂销售。出厂检验项目分别为品质、水分、茶多酚。

6.3 型式检验

产品正常生产情况下，每年进行一次型式检验。型式检验项目为本标准规定的全部项目。有下列情况之一时，亦应进行型式检验：
（1）当原料、生产工艺有较大改变时。
（2）出厂检验结果与上一次型式检验结果有较大差异时。
（3）国家质量监督机构提出型式检验要求时。

6.4 判定规则

6.4.1 判定原则
结果判定分为实物质量判定、标签判定和综合判定三部分，实物质量和标签均合格时，综合判定合格；实物质量或标签有一项不合格时，综合判定不合格。
6.4.2 实物质量判定
6.4.2.1 检验结果的全部项目均符合本标准规定的要求，判定为合格；检验结果中有任一项不合格时，则判定为不合格。
6.4.2.2 对检验结果有异议时，可进行复检。凡劣变、有污染、有异味和安全性指标不合格的产品，均不得复检；其余项目不合格时，可对备样进行复检，也可按 GB/T 8302 加倍取样，对不合格项目进行复检，以复检结果为准。
6.4.3 标签判定
全部项目均符合 GB 7718 和本标准 7.1 的规定，判定为合格；有任一项不符合

GB 7718 或本标准 7.1 的规定，判定为不合格。

7　标志、包装、运输、贮存

7.1　标志

标签、标识应符合 GB/T 191、GB/T 6388、GB/T 7718 的规定。真实反映产品的属性（如新会柑普茶、新会陈皮茶等）、净含量、制造者名称和地址、生产日期、保存期、贮存条件、产品标准号，标签、标识文字应清晰可见。

7.2　包装

7.2.1　包装应符合 SB/T 10035、SB/T 10036 规定。包装应牢固、洁净、防潮，能保护茶叶品质，便于长途运输

7.2.2　接触茶叶的内包装材料应符合国家有关规定，包装容器应干燥、清洁、卫生安全、无异味

7.3　运输

7.3.1　运输工具应清洁、卫生、无异味、无污染

7.3.2　运输时应防雨、防潮、防曝晒

7.3.3　严禁与有毒、有害、有异味、易污染的物品混装、混运

7.4　贮存

贮存的仓库应通风、干燥、清洁、阴凉、无阳光直接照射，严禁与有毒、有异味、潮湿、易生虫、易污染的物品同仓贮存。

7.5　保质期

在符合本标准的贮存条件下，柑普茶适宜长期保存。

附录二 缩 略 词

缩 略 词	中 文 含 义
Ach	乙酰胆碱
ALT	谷丙转氨酶
AMDIS	自动质谱去退卷积定性系统
AMPK	腺苷酸活化蛋白激酶
AST	谷草转氨酶
BZYQ	补中益气丸
CAT	过氧化氢酶
CCK8	胆囊收缩素八肽
CE	碰撞能
CRP	陈皮
CP	普通陈皮
DBS	动态背景扣除
ECG	表儿茶素没食子酸酯
EGCG	表没食子儿茶素没食子酸酯
ESI	电喷雾离子源
FAS	脂肪酸合成酶
GAS	胃泌素
GC – MS	气相色谱 – 质谱联用技术
GCP	广陈皮
Glc	葡萄糖
GlcUA	葡萄糖醛酸苷
GSH – Px	谷胱甘肽过氧化物酶
HCA	聚类分析
HDL – C	高密度脂蛋白胆固醇
HMGCR	羟甲基戊二酰辅酶 A 还原酶

续上表

缩　略　词	中　文　含　义
HPLC	高效液相色谱法
HS – SPME – GC – MS	顶空 – 固相微萃取 – 气相色谱 – 质谱联用技术
IDA	信息依赖采集
IL – 6	白介素 – 6
LC – MS	液相色谱 – 质谱联用技术
LDA	线性判别分析
LDL – C	低密度脂蛋白胆固醇
m/z	质荷比
MDA	丙二醛
mRNA	信使 RNA
MOT	胃动素
ND	未检测到
NMDS	非度量多维标定法
OPLS – DA	正交偏最小二乘法判别分析
OSC	正交信号校正
OUT	操作分类单元
PCA	主成分分析
PCoA	主坐标分析法
PLS – DA	偏最小二乘法判别分析
PMFs	多甲氧基黄酮
RAD	相对平均偏差
RDA	Retro – Diels – Alder
Rha	鼠李糖
RI	保留指数
RSD	相对标准偏差
SOD	超氧化物歧化酶
SP	P 物质
SREBP – 1c	固醇调节元件结合蛋白 1c
TB	茶褐素
TC	总胆固醇
TF	茶黄素

续上表

缩 略 词	中 文 含 义
TG	甘油三酯
TIC	总离子流色谱图
TNF – α	肿瘤坏死因子 – α
TR	茶红素
UFLC – Triple TOF – MS/MS	超快液相色谱 – 四级杆串联飞行时间质谱联用仪
VIP	血管活性肠肽